Für alle Kräuterfrauen und Heiler,

glaubt an euer Wissen.

Heilkräuter

Mythos oder Medizin

Inara Estell Pflüger

Impressum

Inara Estell Pflüger

Heilkräuter - Mythos oder Medizin

ISBN: 978-3-7693-1715-2

Copyright © Inara Estell Pflüger 2024

1. Auflage Paperback

Erscheinungsdatum 2024

Verlag: BoD · Books on Demand GmbH, In de Tarpen 42, 22848 Norderstedt, bod@bod.de
Druck: Libri Plureos GmbH, Friedensallee 273, 22763 Hamburg

Bibliografische Information der Deutschen Nationalbibliothek: Die Deutsche Nationalbibliothek verzeichnet diese Publikation in der Deutschen Nationalbibliografie; detaillierte bibliografische Daten sind im Internet über dnb.dnb.de abrufbar.

Foto: Privat, Sichtblickfotographie, IstockPhotos, Elke Mückenheim

FSC
www.fsc.org

MIX
Papier aus verantwortungsvollen Quellen
Paper from responsible sources
FSC® C105338

Ich danke allen Wegbegleitern bei der Reise in die Welt der Kräuter. Ich habe viele interessante Gespräche mit Kräuterfrauen, Medizinern, medizinischem Personal und auch Heilpraktikern geführt. Meine Familie hat mich unterstützt und wurde nicht müßig, meine Texte Korrektur zu lesen. So ist zum Ende hin nicht nur meine Seminarfacharbeit entstanden, sondern auch ein Buch, welches hoffentlich vielen Lesern Freude bereitet.

Inhaltsverzeichnis

1.0 Einleitung

Von alters her haben Menschen die Natur und ihre Möglichkeiten genutzt, um Heilung von ihren Leiden zu erfahren. Wer Heilkräuter und Heilpflanzen entdeckt, unternimmt aufgrund ihrer medizinischen Anwendung gleichzeitig eine Entdeckungsreise in die Menschheitsgeschichte. In vielen Ländern entwickelte sich eine besondere Esskultur, bei der bestimmte Lebensmittel und Heilpflanzen eine zentrale Rolle spielten. Diese Lebensmittel und Kräuter dienten nicht nur der geschmacklichen Verfeinerung von Speisen, sondern auch aktiv dem Schutz der menschlichen Gesundheit. Und das Wissen um Heilkräuter und Heilpflanzen, das aus alten Zeiten stammt, war über weite Strecken der Menschheitsgeschichte in Vergessenheit geraten, zurückgedrängt durch die Schulmedizin. Spätestens in der Gegenwart sind aber Heilpflanzen von zahlreichen Wissenschaftlern untersucht worden, so dass ihre Wirksamkeit bewiesen wurde. Oftmals holt der Einsatz von Heilkräutern Linderung oder gar Heilung, sofern sie sachgerecht und genau nach den Vorgaben eingesetzt werden. Die geheimnisvollen Kräuterpflanzen können aber nicht nur in der Medizin oder als Gewürz eingesetzt werden, sondern auch die Sinne des Menschen ansprechen. Es ist eine erhebliche schöne Qualität im Sommer auf einer Wiese zu sitzen und in die Wiese und in die Gerüche von Kräutern und Gräsern einzutauchen. Diese Gerüche können Erinnerungen hervorrufen, den Geist beruhigen oder Wohlbefinden „vermitteln". In der Heilkräuterkunde spielen Aromatherapieanwendungen, die vielfältige Ausprägungen haben, eine wichtige Rolle. In der Küche finden Kräuter heute vor allem als Würze Verwendung, ohne die kaum ein Mensch gern mit dem Kochlöffel hantiert. Der heilsame Aspekt des Kräutergebrauchs rückt dabei jedoch meist in den Hintergrund. Einige wenige Kräuterfrauen etwa aber sind auch heute noch Kennerinnen des archaischen Wissens und zeigen damit, dass in der Natur mehr steckt als man auf den ersten Blick sieht. Wald und Wiese bieten unzählige Schätze, essbare Kräuterpflanzen, Spezialitäten oder auch wirksame Heilkräuter, die gemein haben, dass sie Geschenke des Waldes sind, die ohne den Einsatz von Gentechnik, Zucht, Dünger, langen Transportwegen oder Agrarchemie zustande kommen und die frisch und immer saisonal regional sind.

Die Medizin heute hat sich allmählich aus einer Sammlung von Anwendungen von natürlichen Heilpflanzen ergeben. Diese wirken heute noch immer, auch wenn viele Menschen dieses Wissen nicht mehr berücksichtigen. Früher haben Kräuterfrauen Heilpflanzen genutzt, wie unterscheiden sie sich von den heutigen? Ist es nicht an der Zeit, das Wissen moderner Hexen, wie die Kräuterfrauen heute genannt werden, wieder aufblühen zu lassen? Kräuter wurden und werden nach wie vor für eine Kräutertherapie benutzt. Trotzdem vertrauen nur wenige Schulmediziner auf die Wirkung von Tinkturen, Salben und Gerüchen.

Sind die Heilkräuter also ein Mythos oder sind sie die wahre Medizin und nur in Vergessenheit geraten? Können Schulmedizin und Naturheilkunde für den besten Heilungserfolg für Patienten zusammenfinden?

2 Naturheilkunde

In der heutigen Welt wird die Medizin häufig von chemischen Arzneimitteln und künstlichen Behandlungen dominiert. Aus diesem Grund suchen viele Menschen nach sanfteren, naturnahen Heilmethoden.

Heilkräuter und die Naturheilkunde stellen in solchen Fällen eine vielversprechende Alternative oder Ergänzung dar. Bereits seit Jahrhunderten werden sie zur Heilung von Körper und Seele eingesetzt.

Ein spannender Aspekt der Heilkräuterkunde, der später näher behandelt wird, ist die stimmungsaufhellende Wirkung. Die Düfte der Kräuter können die Stimmung eines Menschen auf ganz natürliche Weise verbessern.

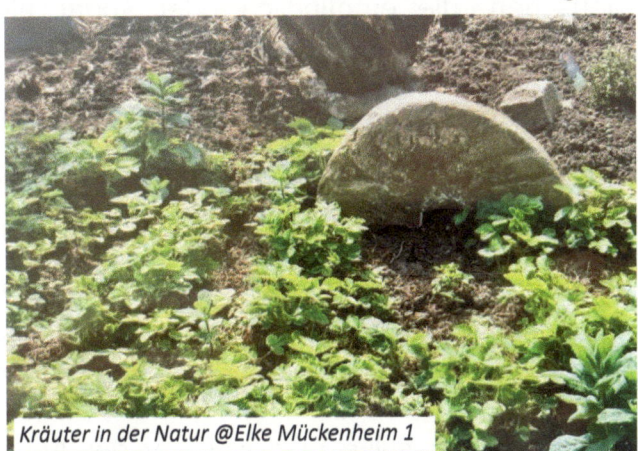

Kräuter in der Natur @Elke Mückenheim 1

Bestimmte Kräuter haben sich über Jahrhunderte hinweg traditionell bei Überlastung, Depressionen, Müdigkeit, Angstzuständen und Schlafproblemen bewährt. Die Inhaltsstoffe dieser Kräuter haben positive Effekte auf das Nervensystem und deren Duft trägt zu einer inneren Balance bei.[1]

---

[1]Titel: Die Ganze Welt der Kräuter; Autor: Readers Digest; Verlag: Das Beste GmbH; Erscheinungsjahr: 2013; Seiten: 154-159

Die Anwendungsgebiete der Heilkräuter und der Naturheilkunde sind vielfältig und reichen von der Linderung von Atemwegserkrankungen bis zur Schmerzlinderung. Beispielsweise kann Pfefferminzöl bei Kopfschmerzen und Migräne helfen, indem man daran schnuppert oder es einnimmt.

Im Gegensatz zu vielen synthetischen Medikamenten ist die Naturheilkunde gut verträglich und verursacht deutlich weniger Nebenwirkungen als viele schulmedizinische Anwendungen.[2]

Menschen, die empfindlich oder sogar allergisch auf chemische Medikamente reagieren, können durch die Verwendung von Heilkräutern und natürlichen Therapien dennoch schonend behandelt werden. Die Natur liefert uns eine beeindruckende Vielfalt an Pflanzen mit heilenden Wirkstoffen. Diese Inhaltsstoffe reichen von ätherischen Ölen über verschiedene Bitterstoffe bis hin zu Flavonoiden (Blütenfarbstoffe) und bieten ein breites Spektrum an Wirkstoffen, die gut geplant bei unterschiedlichen Beschwerden eingesetzt werden können.

Es ist jedoch wichtig zu beachten, dass auch Heilkräuter Nebenwirkungen haben können. Daher sollte man sich vor der Anwendung stets informieren oder beraten lassen.

Die Heilkräuterkunde kann eine wertvolle Quelle für alle Menschen sein, die sich eine natürliche Lösung für ihre Beschwerden wünschen und sowohl Körper als auch Seele ansprechen.

---

[2] Titel: Studienheft 1 „Pflanzenheilkunde – eine Einführung"; Autor: Heike Archer; Seiten: 1-5

Gleichzeitig können Heilkräuter durch die Verbindung jahrhundertealten Wissens mit modernen Erkenntnissen ganzheitlich wirken.[3]

Naturheilkunde ist eine alternative, medizinische Praxis, die darauf abzielt, Gesundheit und Wohlbefinden durch natürliche Heilmethoden zu fördern. Dabei gründet sie sich auf verschiedenen Prinzipien und Methoden.

Sie verfolgt einen ganzheitlichen Ansatz, wobei der Mensch als Einheit von Körper, Geist und Seele betrachtet wird. Alle Aspekte des Körpers und des Geistes fließen in die Behandlung ein, um ein Gleichgewicht und das Wohlbefinden des Menschen zu fördern.

Der Körper verfügt über eine innere Selbstheilungskraft, die durch natürliche Heilmethoden aktiviert, unterstützt und gestärkt werden kann.

Anstatt lediglich die Symptome von Krankheiten und Verletzungen zu behandeln, wird in der Naturheilkunde versucht, die zugrunde liegenden Ursachen zu erforschen und gezielt zu behandeln. Dies geschieht durch verschiedene natürliche Verfahren.

Die individuellen Bedürfnisse und Voraussetzungen jedes Patienten haben in der Naturheilkunde höchste Priorität. Daher werden die Behandlungspläne auf die Besonderheiten und Ziele jedes einzelnen Patienten zugeschnitten.[4]

---

[3] Titel: Die Ganze Welt der Kräuter; Autor: Readers Digest; Verlag: Das Beste GmbH; Ersscheinungsjahr: 2013; Seiten: 154-159
[4] Titel: Studienheft 1 „Pflanzenheilkunde – eine Einführung"; Autor: Heike Archer; Seiten: 1-5

Ein weiterer wichtiger Aspekt der Naturheilkunde ist die Krankheitsprävention. Das Risiko zu erkranken, kann durch eine gesunde Lebensweise, eine ausgewogene Ernährung, regelmäßige Bewegung und die Reduzierung von Stress gesenkt werden.

Es gibt viele unterschiedliche natürliche Behandlungsmethoden.
Die Homöopathie ist eine davon [5]und basiert auf dem Prinzip, dass „Ähnliches mit Ähnlichem" behandelt werden kann. Das bedeutet, dass eine Substanz, die ähnliche Symptome wie die Krankheit auslöst, in so stark verdünnter Form eingenommen wird, dass sie nicht einmal ein Molekül der ursprünglichen Substanz enthält. Homöopathische Mittel werden individuell ausgewählt und in Form von Globuli, Tropfen oder Tabletten eingenommen. Viele schätzen die Homöopathie als sanfte und ganzheitliche Therapieform, während andere ihre Wirksamkeit in Frage stellen.[6]

---

[5]Titel: Heilkräfte der Natur; Autor: Miriam Polunin & Christopher Robbins; Verlag: Unipart-Verlag, Stuttgart; Erscheinungsjahr: 1992; Seiten: 24/25
[6] Titel: Heilkräfte der Natur; Autor: Miriam Polunin & Christopher Robbins; Verlag: Unipart-Verlag, Stuttgart; Erschinungsjahr: 1992; Seiten: 24/25

Akupunktur und Akupressur sind klassische Heilmethoden der traditionellen chinesischen Medizin. Bei diesen Verfahren kommen feine Nadeln oder Druck auf spezifische Punkte entlang von Energieströmen im Körper zum Einsatz, um Schmerzen zu lindern, die Gesundheit zu steigern und die körpereigene Energie ins Gleichgewicht zu bringen. Durch die Reizung dieser Bahnen werden blockierte Energieflüsse wieder freigegeben und die Selbstheilungskräfte des Körpers aktiviert. Akupunktur findet häufig Anwendung bei einer Vielzahl von Beschwerden, darunter Rückenschmerzen, Migräne, innere Krankheiten, Bauchschmerzen, zur Unterstützung während der Geburt, sowie bei Stress und Schlafstörungen.[7]

Die Ernährungstherapie zielt darauf ab, durch eine bewusste Umstellung der Ernährung das Wohlbefinden und die Gesundheit zu fördern. Hierbei werden

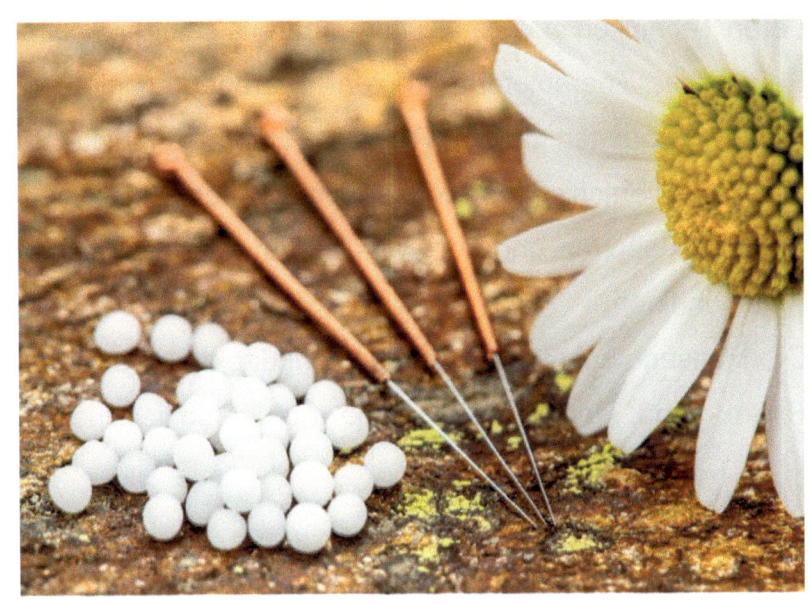

Naturheilkunde @Word-Archiv 1

[7] Titel: Leitfaden Physiotherapie; Autor: B. Kloster; Verlag: Gustav-Fischer-Verlag; Erscheinungsjahr: 1994; Seiten: 200/201

maßgeschneiderte Ernährungspläne entwickelt, die auf die individuellen Bedürfnisse der Patienten abgestimmt sind. Diese Therapieform kann zur Vorbeugung und Behandlung unterschiedlicher Krankheiten eingesetzt werden, indem sie Nährstoffdefizite ausgleicht, das Immunsystem stärkt und den Stoffwechsel unterstützt. Sie spielt eine zentrale Rolle in einem ganzheitlichen Gesundheitsansatz und lässt sich gut mit anderen natürlichen Heilmethoden kombinieren.[8]

Die Massagetherapie ist eine bewährte Praxis, die seit Jahrhunderten existiert und deren Techniken in vielen Kulturen bereits seit der Antike bekannt sind.
Bei dieser Therapieform setzen Therapeuten durch Berührungstechnikenö und Handbewegungen gezielte Reize auf Haut und Muskulatur.[9]
Es gibt verschiedene Massagemethoden, die sich in ihrer Intensität, den Anwendungsorten und der Wirkung auf unterschiedliche Struktur- und Reflexzonen unterscheiden.
Die Massagetechniken wirken sowohl direkt an der behandelten Stelle als auch über Reflex- und Regulationssysteme auf verschiedene Strukturen und Organe. Die

---

[8] Gespräch mit Physiotherapeuten Marcel Mahner und Sandra Seifert
[9] Titel: Leitfaden Physiotherapie; Autor: B. Kloster; Verlag: Gustav-Fischer-Verlag; Erscheinungsjahr: 1994; Seiten: 171/172

Lymphdrainage ist ebenfalls Teil der Massagetherapie und wird vor allem zur Behandlung von Ödemen eingesetzt.[10]

Die Bewegungstherapie ist ein Bestandteil der Physiotherapie und Ergotherapie und umfasst Bewegungsübungen, die darauf abzielen, die Funktion einzelner Organsysteme sowie des gesamten Körpers zu erhalten und zu verbessern. Sie kann als Reiz- und Regulationstherapie betrachtet werden, da die Reaktion des Körpers darauf eine komplexe Antwort auf die Reize darstellt. Neben den unmittelbaren Reaktionen gibt es oft auch Wirkungen in Teilsystemen und im Gesamtorganismus.
Die Bewegungstherapie bietet eine Vielzahl von Methoden und Ansatzpunkten. In vielen medizinischen Bereichen kommen hier komplexe Konzepte zum Einsatz.[11]

Hydrotherapie nutzt Wasser, um verschiedene Krankheiten zu lindern. Hierbei kommen unterschiedliche Anwendungen zum Tragen, wie etwa Bäder, Güsse, Waschungen, kalte oder heiße Wickel.
Die Heilung durch natürliche Quellen, Gase, Bäder, Tinkturen und Inhalationen wird in der Balneotherapie gefördert.

---

[10] Titel: Leitfaden Physiotherapie; Autor: B. Kloster; Verlag: Gustav-Fischer-Verlag; Erscheinungsjahr: 1994; Seiten: 171/172
[11] Titel: Physiotherapie – Krankengymnastik; Autor: Dipl. Med.-Päd. Sabine Langhans & Ursula Thies; Verlag: VEB Verlag Volk und Gesundheit Berlin; Erscheinungsjahr: 1975; Seiten: 13-15

Beide Formen wirken auf die Durchblutung, das Nervensystem, den Stoffwechsel, das Immunsystem und zahlreiche andere Körpersysteme.[12]

Entgiftungstherapien[13] haben das Ziel, den Körper von schädlichen Giftstoffen zu befreien. Dies kann auf unterschiedliche Weise geschehen, etwa durch spezielle Diäten, Fastenkuren, Kräutermedizin, Einläufe, Saunabesuche oder Nahrungsergänzungsmittel. Ziel ist es, den Körper bei der Ausscheidung belastender Stoffe zu unterstützen, das Immunsystem zu stärken und das allgemeine Wohlbefinden zu verbessern. Diese Therapie wird häufig zur Krankheitsvorbeugung, zur Unterstützung der Gesundheit und zur Steigerung des Energielevels eingesetzt.[14]

Die Phytotherapie ist eine naturheilkundliche Methode, die pflanzliche Heilmittel zur Linderung und Behandlung von Krankheiten und Verletzungen verwendet. Diese Therapie nutzt die Wirkstoffe heilender Pflanzen, um die Gesundheit zu fördern und Erkrankungen zu heilen. Die Phytotherapie stützt sich auf traditionelles Wissen über die Heilkraft von Pflanzen und wird oft als eine natürliche, ganzheitliche Therapieform angesehen.

---

[12] Titel: Leitfaden Physiotherapie; Autor: B. Kloster; Verlag: Gustav-Fischer-Verlag; Erscheinungsjahr: 1994; Seiten: 207/208
[13] Gespräch mit Physiotherapeuten Marcel Mahner und Sandra Seifert
[14] Gespräch mit Physiotherapeuten Marcel Mahner und Sandra Seifert

3 Phytotherapie

Die Kräutermedizin ist eine Form der Therapie, die seit zahlreichen Jahrhunderten in verschiedenen Kulturen weltweit praktiziert wird und eine tief verwurzelte Tradition besitzt.[15]

Es gibt zahlreiche Methoden, um aus Kräutern heilende Produkte herzustellen, dazu gehören unter anderem Tees, Tinkturen, Öle und ätherische Öle. Die in der Natur vorkommenden kraftvollen Kräuter können heilende Effekte auf den menschlichen Körper haben. So können Pflanzen beispielsweise bei Erkältungen, Verdauungsproblemen, Hautkrankheiten und Schlafstörungen hilfreich sein.

In unserer modernen Gesellschaft gewinnt die Nutzung von Kräutern zunehmend an Bedeutung, da immer mehr Menschen nach natürlichen und ganzheitlichen Heilansätzen suchen. Sie machen sich Sorgen über die Nebenwirkungen herkömmlicher Medikamente und sind auf der Suche nach alternativen Therapien, die dem Körper sanftere Optionen bieten.

Um die Kräutermedizin wirkungsvoll anzuwenden, ist es essentiell, deren Grundprinzip zu verstehen. Dazu ist es wichtig, sich mit den unterschiedlichen Wirkstoffen der Kräuter, deren Anwendungen sowie möglichen Wechselwirkungen mit anderen Medikamenten auszukennen. Eine angemessene Dosierung und Zubereitung der

---

[15] Titel: Studienheft 1 „Pflanzenheilkunde – eine Einführung"; Autor: Heike Archer; Seiten: 5-16

Kräuterpräparate sind entscheidend, um den größtmöglichen gesundheitlichen Nutzen zu erreichen.

Pflanzliche Heilmittel bieten üblicherweise einen natürlichen und ganzheitlichen Ansatz zur Gesundheitsförderung und Linderung von Krankheitssymptomen.

Somit stellt die Phytotherapie eine natürliche Methode dar, um die Gesundheit zu verbessern und Krankheiten zu behandeln.[16]

Ein weiterer Vorteil besteht in ihrer Wirksamkeit. Es gibt eine Vielzahl von Heilpflanzen, die gegen unterschiedliche Beschwerden eingesetzt werden können. Von dem wohltuenden Kamillentee bis hin zu entzündungshemmenden Ingwer sind die Optionen breit gefächert. Die Kräuter lassen sich individuell auf die Bedürfnisse jedes Einzelnen abstimmen.

Die Phytotherapie kann auch als eine Alternative oder Ergänzung zur Schulmedizin genutzt werden. Viele Heilpflanzen können einfach selbst angebaut und geerntet werden, was kostengünstig und umweltfreundlich ist. Neben synthetischen Arzneimitteln kommen zunehmend auch pflanzliche Mittel zum Einsatz, die den Körper entlasten können.[17]

In einer modernen Welt, die von Stress, Umweltverschmutzung und ungesunden Lebensstilen geprägt ist, wird die Rolle der Kräutermedizin immer wichtiger. Durch den Einsatz natürlicher Heilmittel erhalten viele Menschen eine umfassende und leicht

---

[16] Titel: Die Ganze Welt der Kräuter; Autor: Readers Digest; Verlag: Das Beste GmbH; Erscheinungsjahr: 2013; Seiten: 154, 156, 157
[17] Titel: Studienheft 1 „Pflanzenheilkunde – eine Einführung"; Autor: Heike Archer; Seiten: 5-16

zugängliche Unterstützung für ihre Gesundheit, die sie zudem näher zur Natur und ihren Ursprüngen bringt.

Die Pflanzenheilkunde ermöglicht es, Therapien individuell anzupassen. Jeder Patient reagiert unterschiedlich auf Heilpflanzen. Durch eine gründliche Anamnese und Diagnostik können spezifische Teile der Pflanzen ausgewählt werden, die für die Herstellung eines Präparats benötigt werden.[18]

Die Kombination verschiedener Pflanzenextrakte erlaubt außerdem eine gezielte Behandlung komplexer Krankheitsbilder.

Ein Beispiel dafür ist die Behandlung von Magen-Darm-Beschwerden mit Kamille. Kamillenblüten wirken entzündungshemmend und krampflösend und können bei Magen-Darm-Problemen wie Magenschmerzen, Blähungen oder dem Reizdarmsyndrom äußerst hilfreich sein. Ein Aufguss der Blüten kann die Symptome lindern und den Verdauungsprozess unterstützen.[19]

Ein weiteres Beispiel für die erfolgreiche Einsatzmöglichkeit der Phytotherapie ist die Behandlung von Schlafstörungen mit Baldrian. Baldrian verbessert die Schlafqualität, indem er beruhigend und entspannend wirkt. Ein Tee, ein Öl oder eine Tinktur aus Baldrianwurzeln oder -blättern können helfen, erholsamer und besser einzuschlafen.

---

[18] Titel: Die Ganze Welt der Kräuter; Autor: Readers Digest; Verlag: Das Beste GmbH; Erscheinungsjahr: 2013; Seiten: 154, 156, 157

[19] Titel: Heilkräfte der Natur; Autor: Miriam Polunin; Verlag: Unipart-Verlag, Stuttgart; Erscheinungsjahr: 1997; Seiten: 20/21

Die regelmäßige Einnahme von Heilkräutern fördert die gewünschten Effekte. Um die optimale Wirkung zu erzielen, ist es wichtig, den Verlauf der Einnahme der Heilkräuter zu beobachten und gegebenenfalls Anpassungen vorzunehmen.

Die Erfolgschancen der Kräuterheilkunde hängen von der Art und Schwere der Erkrankung, der individuellen Reaktion der Patienten auf Therapieempfehlungen und der Zusammenarbeit zwischen Patienten und Therapeuten ab.

Die individuelle Anpassung der Kräuterpräparate sowie die Berücksichtigung der persönlichen Bedürfnisse des Patienten können die Selbstheilungskräfte des Körpers aktiv unterstützen.[20]

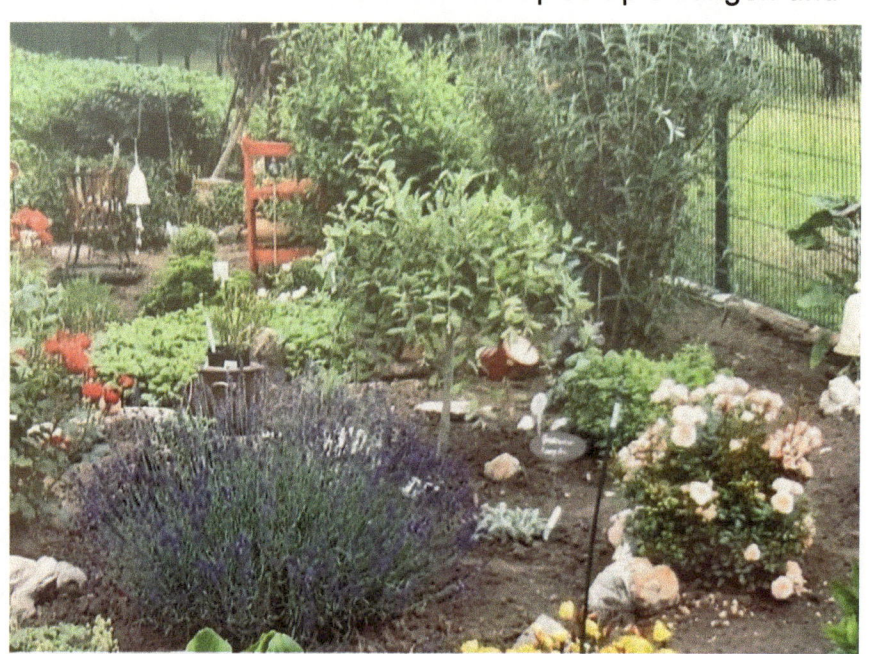

Kräuter im Garten @Elke Mückenheim 1

[20] Titel: Die Ganze Welt der Kräuter; Autor: Readers Digest; Verlag: Das Beste GmbH; Erscheinungsjahr: 2013; Seiten: 154, 156, 157

3.1 Herstellung von Kräuterpräparaten und deren Zulassung

Die Phytotherapie stellt ein global anerkanntes Verfahren zur Behandlung verschiedener Gesundheitsprobleme dar. Die korrekte Zubereitung von Kräuterpräparaten spielt eine zentrale Rolle, denn nur durch die richtige Auswahl und Verarbeitung werden die wirksamen Inhaltsstoffe der Pflanzen optimal verfügbar.

Die Herstellung von Kräuterpräparaten umfasst in der Regel mehrere Schritte, wie die Auswahl der geeigneten Kräuter, deren Trocknung und Lagerung, die Extraktion der Wirkstoffe und schließlich die Anfertigung von Produkten wie Tinkturen, Tees oder Kapseln. Jeder einzelne Schritt ist für die Qualität und Effektivität des Endprodukts von großer Bedeutung.

Es werden sorgfältig die Kräuter ausgewählt, die die gewünschten Wirkstoffe enthalten und von hoher Qualität sind. Für die Herstellung von Arzneimitteln stammen die Kräuter aus kontrollierten Anbaugebieten und sind frei von unerwünschten Verunreinigungen. Für den persönlichen Gebrauch werden Kräuter häufig im eigenen Garten kultiviert oder in der Natur gesammelt. Durch die Kombination verschiedener Pflanzen, abhängig von dem jeweiligen Anwendungsbereich und der angestrebten Wirkung, können synergistische Effekte erzielt werden.

In der Regel werden die Kräuter mit großer Sorgfalt getrocknet, um ihre Haltbarkeit zu erhöhen und die Wirkstoffe zu bewahren. Die Trocknung erfolgt bei niedrigen Temperaturen, um die Inhaltsstoffe zu schützen. Getrocknete Kräuter sollten unter optimalen Bedingungen gelagert werden, um ihre Qualität bestmöglich zu erhalten. Es ist wichtig, sie in luftdichten Behältern an kühlen und trockenen Orten aufzubewahren, um den Wirkstoffverlust zu reduzieren.[21]

Die Extraktion von Wirkstoffen aus den getrockneten Pflanzen ist ein wesentlicher Schritt in der Herstellung von Kräuterpräparaten. Die Inhaltsstoffe werden mit geeigneten Lösungsmitteln wie Wasser, Alkohol oder Öl extrahiert. Je nach Wirkstoff und Einnahmeform können unterschiedliche Extraktionsmethoden wie Mazeration, Perkolation oder Destillation angewendet werden. Die Extraktion zielt darauf ab, die bioaktiven Verbindungen der Kräuter zu konzentrieren und dadurch ihre Wirksamkeit zu steigern.[22]

Die extrahierten Wirkstoffe werden anschließend weiterverarbeitet, um sie in eine benutzerfreundliche Form für den Patienten zu überführen. Die Wirkstoffe können in Tinkturen, Tees, Kapseln, Salben oder Ölen verarbeitet werden. Bei der Herstellung werden oft zusätzliche Inhaltsstoffe hinzugefügt, um die Stabilität, die Bioverfügbarkeit oder den Geschmack des Produkts zu optimieren. Die Zusammensetzung und Dosierung der Präparate werden individuell an die jeweiligen Anwendungsbedürfnisse angepasst.

Die Anfertigung von natürlichen Heilmitteln kann auf unterschiedliche Arten erfolgen.

---

[21] Titel: Studienheft 2 „Pflanzenheilkunde – eine Einführung"; Autor: Heike Archer; Seiten: 1-8
[22] Titel: Die Ganze Welt der Kräuter; Autor: Readers Digest; Verlag: Das Beste GmbH; Erscheinungsjahr: 2013; Seiten: 155

Sowohl moderne als auch traditionelle Ansätze und Methoden, wie beispielsweise Ayurveda oder die traditionelle Chinesische Medizin, haben die Möglichkeiten zur Herstellung maßgeblich beeinflusst.

Die modernen Ansätze basieren teilweise auf wissenschaftlichen Erkenntnissen und teilweise auf dem überlieferten Wissen aus vergangenen Jahrtausenden.[23]

Bei der Herstellung kommen verschiedene Teile der Kräuter zum Einsatz, wie Wurzeln, Blätter oder Blüten, da diese unterschiedliche Pflanzenstoffe enthalten, die jeweils eigenständig wirken. Die Stoffe werden durch diverse Verfahren wie Destillation oder Abkochung aus den Kräutern extrahiert.

Angesichts des steigenden Interesses der Gesellschaft an natürlichen Heilmitteln und der wachsenden Forschung zur Wirksamkeit von Heilkräutern gewinnen diese im Leben vieler Menschen zunehmend an Bedeutung. Daher beschäftigen sich immer mehr Personen mit der Herstellung von Heilmitteln aus Kräutern.[24]

Wie bereits erwähnt, stehen zahlreiche Methoden zur Verfügung. [25] Man kann Mischungen für Bäder, Öle, Salben, Cremes, Peelings, Masken, Tees, Aufgüsse,

---

[23] Titel: Studienheft 1 „Pflanzenheilkunde – eine Einführung"; Autor: Heike Archer; Seiten: 5-16
[24] Titel: Die Ganze Welt der Kräuter; Autor: Readers Digest; Verlag: Das Beste GmbH; Erscheinungsjahr: 2013; Seiten: 154/155
[25] Titel: Die Ganze Welt der Kräuter; Autor: Readers Digest; Verlag: Das Beste GmbH; Erscheinungsjahr: 2013; Seiten: 160-165

Sirupe, Kompressen, Kuren, Sude und Tinkturen herstellen. Jede dieser verschiedenen Möglichkeiten, mit Heilkräutern natürliche Heilmittel zu kreieren, kann auf unterschiedliche Weise positive Effekte auf die Gesundheit des Nutzers haben, abhängig davon, wie viele Kräuter und zusätzliche Wirkstoffe enthalten sind.

In Bädermischungen[26] wirken Honig, Lavendel, Mandel, Oliven, Tiger Balsam, Sahne, Rosmarin, Ingwer, Pfefferminze und Buttermilch sehr beruhigend und entspannend auf die Haut. Die Mischung sollte stets frisch zubereitet werden, kurz bevor man ins Bad steigt, und es empfiehlt sich, ein 20-minütiges Vollbad zu genießen.

Für die Gesichtsreinigung[27] kommen andere Methoden zum Einsatz. Es lassen sich Masken aus Haferflocken, Weintrauben, Bananen, Quark, Olivenöl und Eigelb frisch anrühren. Peelings können aus Olivenöl, Meeresalgen, Kaffeepulver, Quark, Haferflocken, Sauerrahm, Meerrettich und Apfelessig zubereitet werden; sie sind für den gesamten Körper anwendbar und fördern die Durchblutung der Haut.

---

[26] Titel: Hexenapotheke – Heilen, Lindern, Pflegen; Autor: Sandra Graf; Verlag: Otus-Verlag; Erscheinungsjahr: 2015; Seiten: 34-36
[27] Titel: Hexenapotheke – Heilen, Lindern, Pflegen; Autor: Sandra Graf; Verlag: Otus-Verlag; Erscheinungsjahr: 2015; Seiten: 31-33

Tees und heiße Aufgüsse[28] sind hervorragend geeignet, um aus Heilpflanzen die Wirkstoffe zu extrahieren. Hierbei sollten frische oder getrocknete Kräuter mit heißem Wasser übergossen werden, um die wasserlöslichen Wirkstoffe herauszulösen. Besonders gut eignen sich dafür die Blüten, Blätter und feine Pflanzenteile von Pfefferminze, Fenchel und Kamille, da sie reich an ätherischen Ölen sind.

Solche Kräuteraufgüsse haben sich besonders bei Teekuren bei chronischen Beschwerden als effektiv erwiesen, wenn man sie dreimal täglich konsumiert.[29]

Ein Kräutersud[30] wird zubereitet, indem Teile wie Rinden, Zweige, Wurzeln und Samen gekocht werden, um die wasserlöslichen Wirkstoffe zu extrahieren. Auch diese Sude können als Teekuren bei chronischen Erkrankungen dreimal täglich eingenommen werden.

In China erfreut sich der Sud großer Beliebtheit, da die Zubereitung individuell an den Gesundheitszustand des Patienten angepasst werden kann. Die Dosierung wird stets an die verschiedenen Therapiephasen angepasst, wobei es wichtig ist, die richtigen Wassermengen für die Mischungen zu verwenden. In China werden Sude

---

[28] Titel: Die Ganze Welt der Kräuter; Autor: Readers Digest; Verlag: Das Beste GmbH; Erscheinungsjahr: 2013, Seiten: 160

[29] Titel: Die Kräuterbibel – Praktische Kräuterkunde für Garten und Gesundheit; Autor: Peter McHoy & Pamela Westland; Verlag: Könemann Verlagsgesellschaft GmbH; Erscheinungsjahr: 1994; Seiten: 176/177

[30] Titel: Die Ganze Welt der Kräuter; Autor: Readers Digest; Verlag: Das Beste GmbH; Erschenungsjahr: 2013; Seiten: 161

beispielsweise ausschließlich in Tongefäßen zubereitet, um die Wirkung durch Metall oder Plastik nicht zu beeinträchtigen.

Bei Tinkturen[31] werden die Wirkstoffe aus den Kräutern durch Alkohol gelöst. Eine Tinktur ist eine verdünnte Heilmittellösung, bei der diese je nach Zustand des Patienten unterschiedlich stark verdünnt wird.
Zur Herstellung werden entweder Wodka oder Ethanol im Verhältnis von 1:4 verwendet, also 1 Teil Kraut auf 4 Teile Alkohol. Besonders gut eignen sich getrocknete und frische Kräuter mit intensivem Aroma wie Ingwer, Thymian und Wermut. Heilpflanzen, die

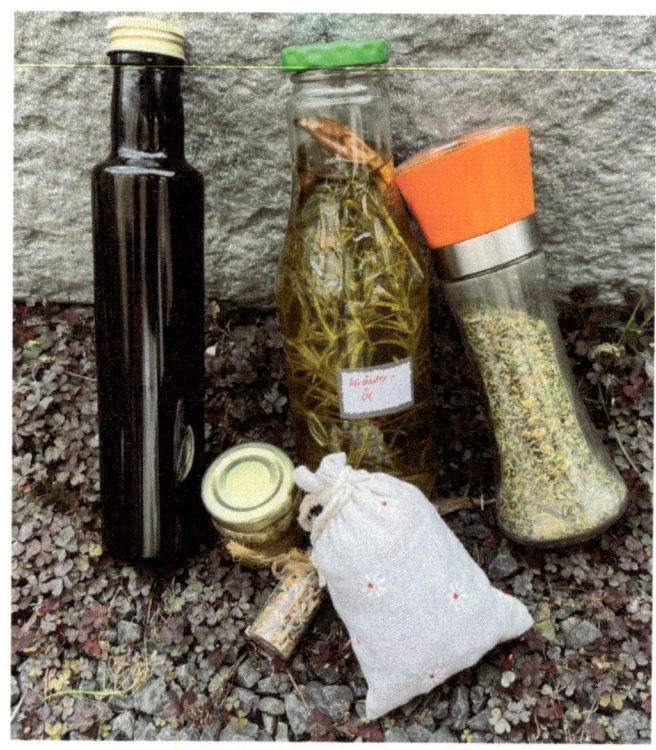

Herstellung natürlicher Heilmittel @Inara-Estell Pflüger 1

Schleimstoffe enthalten, wie die Rinde oder Rot-Ulme, können bei dieser Methode nicht verwendet werden, da sie sich nur durch kaltes Wasser extrahieren lassen.

---

[31] Titel: Die Ganze Welt der Kräuter; Autor: Readers Digest; Verlag: Das Beste GmbH; Erscheinungsjahr: 2013; Seiten: 162/163

Wenn die Tinktur mit frischen Kräutern hergestellt wird, werden diese mit Wodka oder Ethanol verrührt, nach 14 Tagen durch ein Tuch abgeseiht und in ein dunkles Glas abgefüllt.

Getrocknete Kräuter werden vorher im Mörser zerbröselt, bevor Wodka hinzugefügt werden. Dann lagert man die Tinktur für 10 Tage und seit sie anschließend ab, bevor sie abgefüllt wird.

Die fertige Tinktur, unabhängig von der Herstellungsmethode, wird mit einer Pipette dosiert; man gibt 3 bis 5 Tropfen in Wasser und verrührt die Mischung, bevor man sie einnimmt.[32]

Heilsame Sirupe[33] sind besonders bei Halsschmerzen und Husten hilfreich, da die süße Flüssigkeit eine lindernde Wirkung entfaltet. Eibisch, Süßholz und Thymian sind besonders gut für die Sirupherstellung geeignet.

Sirupe werden üblicherweise aus Tinkturen hergestellt, indem Zucker und Wasser erhitzt und die Tinktur hinzugefügt wird, bevor die Mischung abkühlt.

Fügt man noch etwas Aufgussöl hinzu, sind die Sirupe bis zu 5 Monate haltbar und können unverdünnt eingenommen werden.

---

[32] Tite: Die Kräuterbibel – Praktische Kräuterkunde für Garten und Gesundheit; Autor: Peter McHoy & Pamela Westland; Verlag: Könemann Verlagsgesellschaft; Erscheinungsjahr: 1994; Seiten: 178/179

[33] Titel: Die Ganze Welt der Kräuter; Autor: Readers Digest; Verlag: Das Beste GmbH; Erscheinungsjahr: 2013; Seiten: 163

Einige Wirkstoffe aus Kräutern lassen sich nur in Öl lösen. Daher werden häufig Aufgussöle[34] aus Heilkräutern hergestellt, die oft in Cremen verwendet werden, da sie eine hohe Konzentration an Wirkstoffen enthalten. Diese Öle können sowohl kalt als auch heiß aufgegossen werden; bei der kalten Methode werden Wurzeln und Stängel verwendet, während bei der heißen Methode die Blätter und Blüten zum Einsatz kommen.

Aus verschiedenen Kräutern, die bei juckender und gereizter Haut, Verbrennungen, Verspannungen und Wunden lindernde Wirkungen zeigen, werden spezielle Kräutersalben[35] hergestellt. Besondere Aufmerksamkeit verdienen hierbei die Zutaten wie Ringelblumen, Milch, Olivenöl, Honig, Meerrettich, Knoblauch, Rosmarinöl und Johanniskrautöl, die sich zur Herstellung von Kräutercremes bewähren. Als Grundlage dient eine Vitamin-E-Creme, die im Verhältnis von 1 Teil Kräutertinktur zu 10 Teilen Vitamin-E-Creme vermischt wird. Hierbei kann Lavendel hinzugefügt werden, um die Mischung für einen Zeitraum von 3 Monaten haltbar zu machen.

---

[34] Titel: Die Ganze Welt der Kräuter; Autor: Readers Digest; Verlag: Das Beste GmbH; Erscheinungsjahr: 2013; Seiten: 165
[35] Titel: Die Ganze Welt der Kräuter; Autor: Readers Digest; Verlag: Das Beste GmbH; Erscheinungsjahr: 2013; Seiten: 163

Kräutersalben[36] finden ebenfalls Anwendung bei der Heilung und Regeneration der Muskeln und der Haut.

In der Physiotherapie[37] kommen oft spezielle Methoden zur Anwendung, die Kräuter- und Wärmepackungen formen. Diese werden hergestellt, indem ein Tuch mit einem Kräuteraufguss oder einer Tinktur durchtränkt wird. Die Kräuter werden zu einem Brei püriert, dieser wird in das getränkte Tuch gefüllt und das Tuch anschließend zusammengefaltet und erwärmt. Vor dem Auflegen der Wärmepackung auf die Haut sollte die Haut leicht mit Öl eingerieben werden, um Druckstellen zu vermeiden und das Wohlbefinden zu fördern.[38]

Um die Wirkung einer Kräuterpackung optimal zur Entfaltung zu bringen, sollte sie mindestens eine Stunde auf der Haut bleiben. Um den besten Effekt zu erzielen, ist eine regelmäßige Erneuerung der Packung ratsam. Insbesondere bei Beschwerden wie Kopfschmerzen, bei Muskelverspannungen, Brüchen und Gelenkverstauchungen erweisen sich die Packungen als sehr effektiv und fördern die schnelle Regeneration des Körpers.

---

[36] Titel: Hexenapotheke – Heilen, Lindern, Pflegen; Autor: Sandra Graf; Verlag: Otus-Verlag; Erscheinungsjahr: 2015; Seiten: 37
[37] Titel: Die Ganze Welt der Kräuter; Autor: Readers Digest; Verlag: Das Beste GmbH; Erscheinungsjahr: 2013; Seiten: 164
[38] Gespräch mit Physiotherapeuten Marcel Mahner und Sandra Seifert

Die richtige Dosierung ist entscheidend für die Wirksamkeit und Sicherheit natürlicher Heilmittel. Diese kann stark variieren und hängt von Faktoren wie dem Alter, Gewicht, Gesundheitszustand und den individuellen Eigenschaften des Patienten ab.

Beispielsweise werden für die Anwendung von Johanniskraut Dosen von 300 mg bis 900 mg pro Tag empfohlen, basierend auf klinischen Studien. Je nach Gewicht des Patienten können diese Werte variieren, insbesondere zur Behandlung leichter bis mittelschwerer Depressionen.[39]

Die Art und Weise, wie natürliche Heilmittel angewendet werden, beeinflusst ihre Wirkung auf den Körper. Bei einem Extrakt kann die Wirkstoffkonzentration höher sein als bei einem Tee, da sich die Wirkstoffe im Extrakt vollständiger lösen können. Kamillentee wird häufig zur Linderung von Magenbeschwerden verwendet, während Kamillenextrakte eher bei Zahnfleischentzündungen eingesetzt werden.

---

[39] Studie: Johanniskraut – MSD Manual Profi-AusgabeMSD Manuals
https://www.msdmanuals.com>nahrungsergänzungsmittel; Autor: Laura Shane-McWhorter, PharmD, University of Utah College of Pharmacy; Veröffentlicht: 2023; MSD – Manual für medizinische Fachkreise

Die Wirkung von Heilmitteln kann durch Wechselwirkungen mit anderen Medikamenten beeinflusst werden. Daher ist es ratsam, vor der Anwendung Rücksprache mit einem Arzt, Apotheker oder Heilpraktiker zu halten.

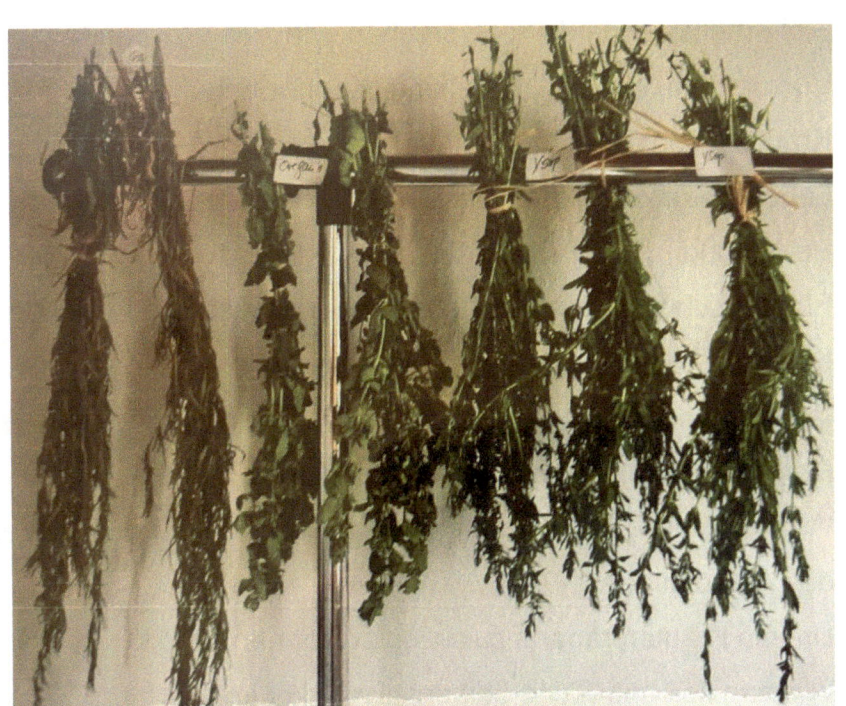

Getrocknete Kräuter @Elke Mückenheim 1

Die Zulassung von Kräuterpräparaten [40] spielt eine wichtige Rolle, da diese den gesetzlichen Anforderungen genügen müssen und ihre Wirksamkeit sowie Sicherheit nachgewiesen sein sollten.

Die rechtlichen Rahmenbedingungen, das Antragsverfahren, klinische Studien, die Nachweise der Wirksamkeit sowie die Risikobewertung bei der Zulassung von Kräuterpräparaten sind bedeutende Themen.

---

[40] Titel: Studienheft 2 „Pflanzenheilkunde – eine Einführung"; Autor: Heike Archer; Seiten: 5-18

Die Herstellung und der Verkauf von Kräuterpräparaten unterliegen strengen gesetzlichen Vorgaben, die sicherstellen, dass die Produkte den Qualitäts- und Sicherheitsstandards entsprechen. In vielen Ländern existieren Gesetze und Vorschriften, die die Herstellung, Kennzeichnung, Vermarktung und den Verkauf von Kräuterpräparaten regeln. Insbesondere Arzneimittelgesetze, Lebensmittelvorschriften und Richtlinien zur Qualitätssicherung sind hierbei von Bedeutung.

Für die Zulassung eines Kräuterpräparates ist es erforderlich, einen Zulassungsantrag bei den zuständigen Behörden einzureichen. Der Antrag muss alle relevanten Informationen über das Präparat enthalten, wie zum Beispiel Zusammensetzung, Herstellungsverfahren, Qualitätskontrollen, Sicherheitsdaten und Nachweise zur Wirksamkeit. Die Behörden prüfen den Antrag und entscheiden über die Zulassung des Arzneimittels.[41]

Um ein Kräuterpräparat zulassen zu können, sind klinische Studien notwendig, die die Wirksamkeit und Sicherheit des Produkts belegen. Die Effekte des Präparats auf den menschlichen Körper werden mit Placebo- oder Standardtherapien verglichen. Die gesetzlichen Vorgaben können dabei von Land zu Land unterschiedlich sein.

---

[41] Titel: Studienheft 2 „Pflanzenheilkunde – eine Einführung"; Autor: Heike Archer; Seiten: 5-18

3.2 Kräuterheilkunde in den Ländern der Welt

Die Kräuterheilkunde gilt als die älteste Heilmethode der Welt und wird seit Jahrhunderten in unterschiedlichsten Kulturen praktiziert. Der Einsatz von Heilpflanzen zur Bekämpfung von Krankheiten und zur Unterstützung der Gesundheit hat eine lange Geschichte und wird auch heutzutage in zahlreichen Ländern genutzt.

Weltweit ist die Kräuterheilkunde tief in den Traditionen der jeweiligen Kulturen verwurzelt.[42]

In Europa existiert ein altes Wissen über Kräuter, das bis in die Antike zurückführt. Im Mittelalter wurden zahlreiche Bücher über Kräuter veröffentlicht, in denen die Heilwirkungen der Pflanzen dokumentiert waren. Das Wissen über diese Heilpflanzen wird von Generation zu Generation weitergegeben und hat auch heute noch Relevanz. In Europa erlebt die Kräuterheilkunde eine Wiederbelebung, da viele Menschen nach natürlichen Heilmethoden suchen und modernes Wissen mit traditionellen Heilanwendungen kombinieren.[43]

---

[42] Titel: Die Ganze Welt der Kräuter; Autor: Readers Digest; Verlag: Das Beste GmbH; Erscheinungsjahr: 2013; Seiten: 168/169
[43] Titel: Heilkräfte der Natur; Autor: Miriam Polunin & Christopher Robbins; Verlag: Unipart-Verlag; Erscheinungsjahr: 1997; Seiten: 13, 19, 20, 21

Die traditionelle Anwendung von Kräutern hat in Asien [44] eine langanhaltende Geschichte, die sich in den kulturellen und spirituellen Traditionen des Kontinents niederschlägt. In Ländern wie China, Indien, Japan und Korea ist die Kräuterheilkunde ein wesentlicher Bestandteil des Gesundheitssystems. In der traditionellen chinesischen Medizin spielen viele Heilpflanzen eine zentrale Rolle in der Behandlung von Krankheiten. Ayurveda betrachtet den Menschen als Einheit von Körper, Geist und Seele und integriert Kräuter, Ernährung, Yoga und Meditation als Teil der Heilung. Auch in Japan und Korea hat der Einsatz von Kräutern eine lange Tradition. Die asiatische Kräutermedizin gewinnt inzwischen zunehmend an Bedeutung auch in Europa.

In Afrika [45] ist der Einsatz von natürlichen Heilpflanzen über Generationen hinweg verankert. Die traditionelle afrikanische Medizin basiert auf der Nutzung von Heilpflanzen, Ritualen und spirituellen Überzeugungen. Afrika bietet eine Fülle von Heilpflanzen, die zur Unterstützung der Gesundheit und Heilung von Krankheiten eingesetzt werden können. Medizinmänner in Afrika betrachten den Menschen als Ganzes und greifen auf Kräuter und natürliche Heilmittel zurück, um das Gleichgewicht im Körper wiederherzustellen. In Ländern wie Nigeria, Südafrika, Ghana und Kenia

---

[44] Titel: Heilkräfte der Natur; Autor: Miriam Polunin & Christopher Robbins; Verlag: Unipart-Verlag; Erscheinungsjahr: 1997; Seiten: 11, 12, 14, 22, 23
[45] Studie: Traditionelle afrikanische Medizin und konventionellen Medikamenten: Freunde oder Feinde?; Autor: Chrisna Gouws, North-West University; Erscheinungsjahr: 2018

sind traditionelle Heiler häufig gefragt, da viele Menschen der westlichen Medizin skeptisch gegenüberstehen und sich diese oft nicht leisten können. Die Bezahlung für die Dienste dieser Heiler erfolgt in der Regel durch Naturalien.[46]

In Amerika hat die Verwendung einheimischer Pflanzen ebenfalls eine lange Tradition. Indigene Völker sowie Einwanderer setzten Heilpflanzen zur Behandlung von Krankheiten und zur Förderung der Gesundheit ein. Bei den traditionellen Heilpflanzen Nordamerikas finden sich beispielsweise solche der Cherokee, Navajo und Lakota-Stämme. In Südamerika nutzen Menschen Heilpflanzen wie Lapacho und Katzenkralle. Einwanderer brachten zudem ihre bekannten Heilkräuter wie Johanniskraut und Baldrian mit.[47]

---

[46] Studie: Traditionelle afrikanische Medizin und konventionellen Medikamenten: Freunde oder Feinde?; Autor: Chrisna Gouws, North-West University; Erscheinungsjahr: 2018

[47] Titel: Heilkräfte der Natur; Autor: Miriam Polunin & Christopher Robbins; Verlag: Unipart-Verlag; Erscheinungsjahr: 1997; Seiten: 16, 17, 18

Die lange Tradition[48] der Kräuterheilkunde in so vielen verschiedenen Regionen der Welt zeigt, dass es sich um eine faszinierende und multiforme Heilmethode handelt, die tief in den Kulturen dieser Länder verwurzelt ist. Jede Region verfügt über ihre eigenen heilenden Pflanzen, Rezepte und Anwendungen, die eng mit der jeweiligen Kultur verbunden sind. Daher stellt die Kräuterheilkunde nicht nur eine wirksame Behandlungsmethode dar, sondern hat auch eine bedeutende kulturelle Rolle für viele Völker. Die Anwendung von Heilpflanzen fußt auf einem reichen Erfahrungshorizont und einem tiefen Verständnis für die Heilkraft der Natur.[49]

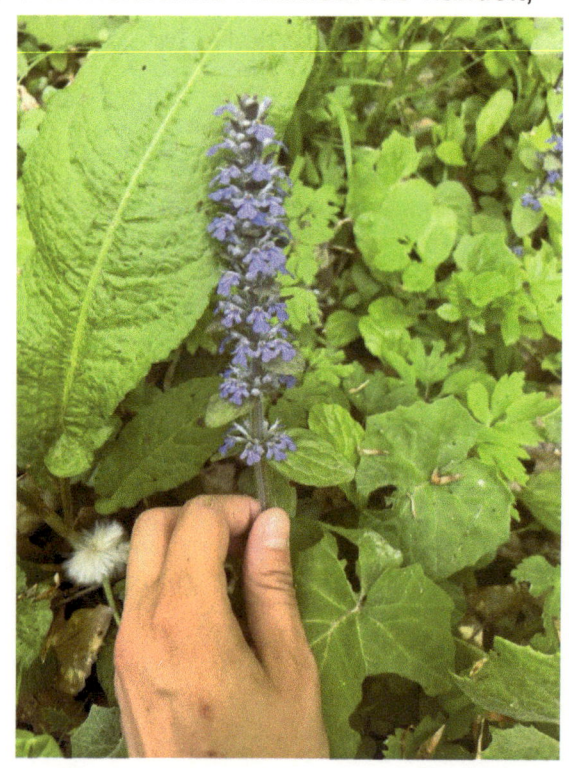

Kräuter @Inara-Estell Pflüger 1

[48] Titel: Die Ganze Welt der Kräuter; Autor: Readers Digest; Verlag: Das Beste GmbH; Erscheinungsjahr: 2013; Seiten: 168/169
[49] Titel: Heilkräfte der Natur; Autor: Miriam Polunin & Christopher Robbins; Verlag: Unipart-Verlag; Erscheinungsjahr: 1997; Seiten: 20/21

3.3 Entwicklung und Forschung an neuen natürlichen Heilmitteln

Die moderne Kräuterheilkunde trägt zur Weiterentwicklung der traditionellen Medizin bei, indem sie aktuelle wissenschaftliche Erkenntnisse integriert. Diese Verbindung von altem Wissen mit neuen Studien ist der Schlüssel zu ganzheitlichen und effektiven Behandlungsmethoden.

Natürliche Heilmittel bieten oft therapeutische Inhaltsstoffe, die sanft wirken und kaum Nebenwirkungen haben. Viele Patienten bevorzugen pflanzliche Arzneimittel, besonders bei chronischen Beschwerden. Phytotherapie, also Kräuterheilkunde, wird zunehmend als ernstzunehmende alternative Therapieform angesehen.

Immer mehr wissenschaftliche Untersuchungen widmen sich der Sicherheit und Wirksamkeit von Kräutern und Pflanzen. Hierbei wird die Wirkung pflanzlicher Medikamente und deren Inhaltsstoffe auf den menschlichen Organismus ergründet und belegt. Forscher gewinnen dadurch tiefere Einblicke in die Wirkungen von Heilpflanzen und deren therapeutischen Eigenschaften. Diese Erkenntnisse fließen in die Entwicklung neuer pflanzlicher Arzneimittel ein, um verschiedene Erkrankungen effektiv zu behandeln. Es ist von großer Bedeutung, dass pflanzliche Medikamente sowohl wirksam als auch sicher sind, um ihren festen Platz im Gesundheitswesen zu festigen. Darüber hinaus konzentriert sich die Forschung auch auf die Verbesserung des Anbaus von Heilpflanzen und das Verständnis von Wechselwirkungen mit anderen Medikamenten.[50]

Die Entwicklung neuer pflanzlicher Wirkstoffe wird durch vielseitige Methoden gefördert. Zunächst kommen Screening-Methoden zum Einsatz, um vielversprechende Heilpflanzen zu identifizieren. Anschließend werden diese Pflanzen eingehend analysiert und ihre Bestandteile isoliert. Im Anschluss daran erfolgt die Untersuchung ihrer Wirkmechanismen. Durch den Einsatz von Analyseverfahren wie chromatographischen Techniken und Zellkulturmodellen wird dieses Ziel erreicht. Diese Herangehensweise eröffnet neue Wege zur ganzheitlichen Behandlung von Krankheiten.[51]

Zudem werden Sicherheits- und Verträglichkeitsstudien durchgeführt, um potentielle Risiken zu minimieren. Diese Studien umfassen pharmakologische Analysen, klinische Testverfahren und toxikologische Untersuchungen.

Durch die Optimierung von Anbau- und Herstellungsprozessen wird die Effektivität und Qualität pflanzlicher Heilmittel gesteigert. Die Kombination von Screening, Analyse, Sicherheitsstudien und Qualitätssicherung ermöglicht es, neue Erkenntnisse über die therapeutischen Eigenschaften von Heilpflanzen zu gewinnen und neue Behandlungsmöglichkeiten zu entwickeln.

---

[50] Titel: Die Ganze Welt der Kräuter; Autor: Readers Digest; Seiten: 154-159
[51] Titel: Studienheft 2 „Pflanzenheilkunde – eine Einführung"; Autor: Heike Archer; Seiten: 5-11

Die Entdeckung neuer natürlicher Heilmittel stellt sowohl eine Herausforderung als auch eine Chance dar. Es ist oft schwierig, die Wirkmechanismen von Heilpflanzen zu ermitteln. Zudem gestaltet sich die Standardisierung und Qualitätssicherung pflanzlicher Arzneimittel aufgrund der natürlichen Variabilität ihrer Inhaltsstoffe als komplex. Hier bleibt viel Forschungsarbeit zu leisten. Um Qualität und Zuverlässigkeit der Produkte zu garantieren, müssen gesetzliche Vorgaben und Richtlinien beachtet werden.[52]

Das Identifizieren und Dokumentieren von Wechselwirkungen zwischen pflanzlichen Arzneimitteln und anderen Therapien ist entscheidend, um Risiken zu erkennen. Dank verbesserter Screening- und Analysetechniken können Wissenschaftler wichtige Beiträge leisten, um natürlichen Heilmitteln, insbesondere Kräutern, einen gefestigten Status im Gesundheitssektor zu ermöglichen.[53]

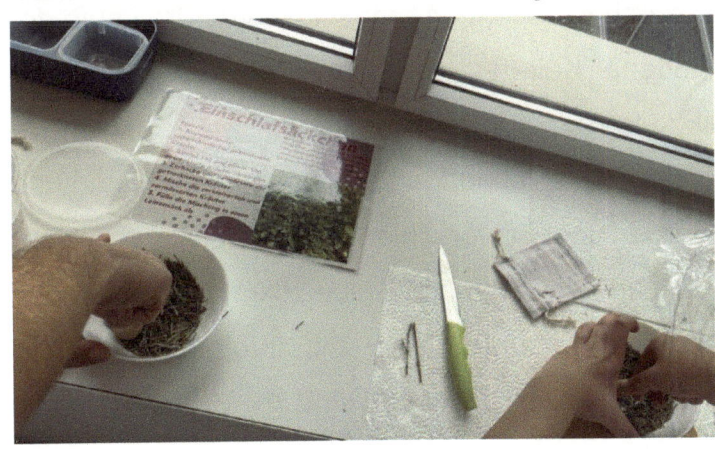

Herstellung natürlicher Heilmittel

@Inara-Estell Pflüger 2

---

[52] Titel: Studienheft 2 „Pflanzenheilkunde – eine Einführung"; Autor: Heike Archer; Seiten: 1-8
[53] Titel: Die Ganze Welt der Kräuter; Autor: Readers Digest; Seiten: 154-159

4.0 Ursprünge der Heilkräuter in der Geschichte

In jeder Gesellschaft, selbst in den kleinsten Gemeinschaften der Urgesellschaft, gab es Heiler, die mit Hilfe der in der Natur verfügbaren Mittel bei Krankheiten oder Verletzungen positive Ergebnisse erzielen konnten. Heilpflanzen sind also seit vielen Jahrhunderten ein essenzieller Bestandteil der Medizin.

Schon in der Antike nutzten Ärzte und Heiler Kräuter zur Bekämpfung von Krankheiten. Auch in der chinesischen und indischen (ayurvedischen) Medizin haben Heilpflanzen eine bedeutende Rolle gespielt. Die Sumerer lebten Tausende von Jahren vor unserer Zeitrechnung und praktizierten ebenfalls die ayurvedische Medizin und verwendeten ebenfalls Pflanzen als Medizin, was durch Keilschriften entdeckt wurde. Im Laufe der Jahrhunderte entwickelten verschiedene Kulturen rund um den Globus eigene Methoden zur Anwendung von Heilkräutern.

Die ältesten detaillierteren medizinischen Aufzeichnungen stammen aus Ägypten und datieren auf etwa 1600 v.Chr. Hier wurden über 80 verschiedene Pflanzen und Kräuter dokumentiert, darunter Koriander, Fenchel, Thymian und Salbei, die auch heute noch genutzt werden. In Mesopotamien fand man Tontafeln mit Informationen über Heilpflanzen, von denen einige bis heute erhalten geblieben sind.[54]

---

[54] Titel: Heilkräfte der Natur; Autor: Miriam Polunin & Christopher Robbins; Verlag: Unipart-Verlag; Erscheinungsjahr: 1997; Seiten: 10, 11, 20, 21

In China wurde während der Shang-Dynastie (etwa 1500 v.Chr.) Wissen über pflanzliche Arzneimittel in Orakelknochen eingraviert. Diese historischen Dokumente belegen, dass die Menschen schon früher über die heilenden Eigenschaften von Pflanzen informiert waren.[55]

Die Medizin im alten Ägypten[56] wurde stark durch pflanzliche Heilmittel geprägt. Der Einsatz von Heilkräutern war eng verknüpft mit religiösen und spirituellen Praktiken. Unzählige Informationen über Pflanzen wurden dokumentiert und sind auch heute von großer Bedeutung in der modernen Kräuterheilkunde. Die Ägypter führten Experimente mit pflanzlichen, tierischen und mineralischen Heilmitteln durch. Das Wissen über die Eigenschaften und Wirkungen von Pflanzen hat entscheidend zur Weiterentwicklung der Medizin beigetragen.

In Mesopotamien, dem „botanischen Dreieck" zwischen Euphrat und Tigris, entdeckten Archäologen Tontafeln mit Informationen über Medikamente wie Rizinusöl und Myrrhe. Diese Aufzeichnungen belegen den systematischen Einsatz von Pflanzen in der Medizin, sowie den kulturellen Austausch von Wissen.[57]

---

[55] Titel: Die Kräuterbibel – Praktische Kräuterkunde für Garten und Gesundheit; Autor: Peter McHoy & Pamela Westland; Verlag: Könemann Verlagsgesellschaft GmbH; Erscheinungsjahr: 1994; Seiten: 8, 9, 10, 11
[56] Titel: Heilkräfte der Natur; Autor: Miriam Polunin & Christopher Robbins; Verlag: Unipart-Verlag; Erscheinungsjahr: 1997; Seiten: 10

[57] Titel: Die Kräuterbibel – Praktische Kräuterkunde für Garten und Gesundheit; Autor: Peter McHoy & Pamela Westland; Verlag: Könemann Verlagsgesellschaft GmbH; Erscheinungsjahr: 1994; Seiten: 8, 9, 10, 11

Die Traditionelle Chinesische Medizin (TCM) hat sich unabhängig vom westlichen Medizinsystem entwickelt. Gesundheit wird hier als ein Gleichgewicht zwischen Yin und Yang verstanden. Der Einsatz von Kräutern ist ein zentraler Bestandteil der östlichen Heilmethoden, einschließlich Akupunktur und Moxibustion. Chinesische Ärzte suchten nicht nur nach einer einzelnen Ursache für Krankheiten, sondern betrachteten stets den gesamten Menschen und seine Umwelt. Ginseng, Ingwer und Ginkgo haben in der östlichen Medizin eine bedeutende Rolle inne. Ginseng wurde zur Stärkung des Immunsystems und zur Förderung der körperlichen Leistungsfähigkeit verwendet, ebenso wie als entzündungshemmendes Mittel. Ginkgo kam zur Verbesserung des Gedächtnisses und der Durchblutung zum Einsatz.[58]

Ayurveda[59], ein ganzheitliches Gesundheitssystem, wird in Indien praktiziert und definiert Gesundheit als ein Gleichgewicht zwischen Mensch und Natur. Die ayurvedische Medizin nutzt Heilkräuter und berücksichtigt dabei verschiedene entscheidende Faktoren wie Klima und Ernährung. Wie in der östlichen Medizin spielt das Konzept von Prana, der Lebenskraft, eine große Rolle. Kurkuma, Ashwagandha und Triphala fanden Anwendung in der indischen Medizin. Kurkuma enthält den Curcumin-Komplex, bei dem bereits damals entzündungshemmende und antioxidative

---

[58] Titel: Heilkräfte der Natur; Autor: Miriam Polunin & Christopher Robbins; Verlag: Unipart-Verlag; Erscheinungsjahr: 1997; Seiten: 11, 22, 23
[59] 59 Titel: Heilkräfte der Natur; Autor: Miriam Polunin & Christopher Robbins; Verlag: Unipart-Verlag; Erscheinungsjahr: 1997; Seiten: 12

Eigenschaften erkannt wurden. Ashwagandha wurde zur Stärkung des Nervensystems eingesetzt, während Triphala die Verdauung und Ausscheidung förderte.

Im antiken Griechenland legte Hippokrates (460-377 v. Chr.) den Grundstein für die westliche Medizin. Er war der Erste, der die Auffassung vertrat, dass Krankheiten körperliche Beschwerden und keine übernatürlichen Übel sind. Hippokrates ebnete den Weg für die wissenschaftliche Erforschung der Aromatherapie, indem er 234 v. Chr. verschiedene Heilpflanzen dokumentierte.

Die Medizin im alten Rom war stark von den Errungenschaften der griechischen Heilkunde geprägt. Mediziner wie Dioskurides schrieben umfangreiche Abhandlungen über vielfältige Heilpflanzen. Dioskurides erhielt den Auftrag, mit Arzneimitteln zu experimentieren und komplizierte pflanzliche Heilmittel zu kreieren. Diese Anstrengungen hinterließen einen bleibenden Einfluss auf die westliche Medizin. Im Westen fanden Pflanzen wie Arnika, Kamille und Ringelblume Anwendung zur Linderung von Blutergüssen, Entzündungen und Hautreizungen. Arnika wurde aufgrund ihrer entzündungshemmenden Eigenschaften geschätzt, während Kamille und Ringelblume eine beruhigende Wirkung haben. Diese Pflanzen wurden in Form von Ölen, Tinkturen oder Tees verwendet.[60]

---

[60] Titel: Heilkräfte der Natur; Autor: Miriam Polunin & Christopher Robbins; Verlag: Unipart-Verlag; Erscheinungsjahr: 1997; Seiten: 13

Im Mittelalter[61] übernahmen muslimische Gelehrte das Wissen der griechischen, römischen und ayurvedischen Medizin und erweiterten es. Avicenna, der Leibarzt von Ibn Sina, verfasste ein bedeutendes Werk mit dem Titel „Canon Medicinae", das einen nachhaltigen Einfluss auf die westliche Heilkunde ausübte. Diese Tradition trug zur Bewahrung des Wissens über Kräutermedizin bei und förderte die Entwicklungen im Bereich der Medizin während der Renaissance in Europa.

Die Renaissance[62] führte zu einem neu entfachten Interesse an der antiken Heilkunde. Die Erfindung des Buchdrucks begünstigte die Verbreitung medizinischen Wissens. Paracelsus (1493-1541) stellte die herkömmlichen medizinischen Theorien infrage und legte damit den Grundstein für die moderne Medizin. Seine Suche nach der minimalen wirksamen Dosis eines Arzneimittels führte zur Entstehung der Homöopathie, die von Samuel Hahnemann Ende des 18. Jahrhunderts begründet wurde.[63]

Im 19. Jahrhundert als die Wissenschaft immer mehr in den Vordergrund rückte, geriet das Wissen über Heilpflanzen zunehmend in Vergessenheit. Die Entdeckung neuer Medikamente erlaubte es, bessere und sicherere Arzneimittel zu isolieren und zu synthetisieren, während die Forschung immer weiter voranschritt. Dennoch finden

---

[61] Titel: Heilkräfte der Natur; Autor: Miriam Polunin & Christopher Robbins; Verlag: Unipart-Verlag; Erscheinungsjahr: 1997; Seiten: 14

[62] Titel: Heilkräfte der Natur; Autor: Miriam Polunin & Christopher Robbins; Verlag: Unipart-Verlag; Erscheinungsjahr: 1997; Seiten: 15

[63] Titel: Die Kräuterbibel – Praktische Kräuterkunde für Garten und Gesundheit; Autor: Peter McHoy & Pamela Westland; Verlag: Könemann Verlagsgesellschaft GmbH; Erscheinungsjahr: 1994; Seiten: 8, 9, 10

viele traditionelle Arzneimittel weiterhin Verwendung, und das Interesse an alternativen Heilmethoden nimmt heute wieder zu. Die Pflanzen dieser Erde können, kombiniert mit modernen Forschungsergebnissen und synthetischen Arzneien, zur Gesundheit beitragen und Krankheiten heilen. [64]

Die Geschichte der Heilpflanzen stellt ein eindrucksvolles Beispiel für den kulturellen Austausch und den medizinischen Fortschritt über Jahrtausende dar. Trotz der Fortschritte in der modernen Medizin hat die Bedeutung von Heilpflanzen nicht nachgelassen. Das Wissen über die heilenden Kräfte der Natur wird in vielen Kulturen geschätzt und angewendet, was darauf hinweist, dass Heilpflanzen tief in der Geschichte der Menschheit verwurzelt sind.[65]

---

[64] Titel: Heilkräfte der Natur; Autor: Miriam Polunin & Christopher Robbins; Verlag: Unipart-Verlag; Erscheinungsjahr: 1997; Seiten: 16/17
[65] Titel: Heilkräfte der Natur; Autor: Miriam Polunin & Christopher Robbins; Verlag: Unipart-Verlag; Erscheinungsjahr: 1997; Seiten: 18/19

4.1 Hildegard von Bingen

Auch heute ist Hildegard von Bingen vielen Menschen ein Begriff. Die aus dem Jahr 1098 stammende Hildegard von Bingen, die bis 1179 lebte, zählt zu den bedeutendsten Frauen des Mittelalters. Ihr Wissen spielt sowohl in der Theologie als auch in der alternativen Medizin eine entscheidende Rolle. Ihre Visionen und medizinischen Kenntnisse, die in einer Zeit entstanden, als die Naturwissenschaften noch in den Kinderschuhen steckten, belegen eine bemerkenswerte Verbindung zwischen Spiritualität und der heilenden Kraft der Natur. Hildegard von Bingens umfassendes Wissen über Heilkräuter und deren Anwendungen ist nicht nur ein Spiegel ihrer Zeit, sondern bietet auch in der heutigen Welt wertvolle Einblicke in ganzheitliche Heilmethoden.

Sie wurde in ein wohlhabendes Umfeld geboren, was ihr eine ausgezeichnete Schulbildung ermöglichte. Schon in ihrer Kindheit zeigte sie ein bemerkenswertes Talent im Umgang mit Pflanzen und Kräutern, das sie bis zu ihrem Lebensende bewahrte. Ihre Visionen und das Wissen um Heilpflanzen führten zu tiefgreifenden Erkenntnissen über die Zusammenhänge zwischen Menschen, Natur und Kosmos. Diese Einsichten flossen nicht nur in ihre theologischen Werke ein, sondern auch in ihre medizinischen Schriften, die auf empirischen Beobachtungen und spirituellen Visionen basieren. Hildegard von Bingen war nicht nur eine mystische Seherin, sondern ebenfalls eine praktische Heilerin, die mit Kräutern und natürlichen Mitteln arbeitete. Ihre Zusammenarbeit mit bedeutenden Persönlichkeiten ihrer Zeit, wie Kaiser Friedrich I. „Barbarossa", zeigt, dass ihr Wissen und ihre Ratschläge weit über die Klostermauern hinaus geschätzt wurden. „Barbarossa" lud sie mehrere Male zu sich ein, um von ihrem Wissen zu profitieren. Ihr medizinisches Werk umfasst zwei Haupttexte: das „Liber simplicis medicinae" und das „Liber compositae medicinae" („Causae et curae"). Diese Werke bieten eine umfassende Darstellung der Arzneikunde, in der die Heilwirkung von 200 Pflanzen, Mineralien und Tieren behandelt wird. Hildegard von Bingen entwickelte ein Klassifikationssystem für Heilkräuter, das sowohl physische als auch psychische Aspekte der Gesundheit in Betracht zieht.[66]

Die Heilmethode von Hildegard von Bingen kann nicht nur als umfassend, sondern auch als spirituell und stark emotional betrachtet werden. Sie hebt die Wichtigkeit der Verbindung zwischen Körper, Geist und Seele hervor, die in der modernen alternativen Medizin und Psychosomatik eine wesentliche Rolle spielt. Ihre Ernährungsansätze, die Dinkel als Hauptnahrungsmittel nutzen, sowie der Einsatz von Heilkräutern, sind Beispiele ihrer innovativen Ideen. Hildegard von Bingen sah Heilkräuter nicht einfach als Arzneimittel, sondern als integralen Bestandteil eines größeren kosmischen Systems. In ihren Schriften erläutert sie die energetischen Eigenschaften der Pflanzen und deren Einfluss auf die Gesundheit des Menschen. Sie betrachtete die Natur als

---

[66] Titel: Die Heilkunde der Hildegard von Bingen – Gesundheit aus der Weisheit der Natur; Autor: Wighard Strehlow; Verlag: Weltbild; Erscheinungsjahr: 2007; Seiten: 534, 535, 536, 537

ein von Abraxas [gnostisch] geschaffenes Gefüge, in dem jede Pflanze ihre besondere Aufgabe hat. Die Heilkräuter, die sie empfiehlt, sind klar durch ihre Wirkungen voneinander abgegrenzt und finden Anwendung in der modernen Phytotherapie.

Zu diesen gehören unter anderem Salbei, Kamille und Dill.[67]

Sie beschreibt Salbei als ein Mittel zur Stärkung des Gedächtnisses und als Unterstützer der Verdauung.

Kamille wird als beruhigendes Hilfsmittel bei Magenbeschwerden und zur Förderung des Schlafes empfohlen.

Dill hebt Hildegard von Bingen als eine Pflanze mit verdauungsfördernden Eigenschaften hervor und empfiehlt ihn auch bei Blähungen und anderen Verdauungsproblemen.

Ihre Aufzeichnungen haben über die Jahrhunderte hinweg an Bedeutung gewonnen. Ihr ganzheitlicher Ansatz zu Gesundheit und Krankheit, die Berücksichtigung von Körper, Geist und Seele sowie ihre tiefen Einsichten in deren Zusammenhänge mit der Natur sind heute relevanter denn je. In einer Zeit, in der viele Menschen nach alternativen Heilmethoden suchen, bietet ihr Ansatz eine einmalige Alternative zu den damaligen und gegenwärtigen medizinischen Praktiken. Somit war Hildegard von

---

[67] Titel: Die Heilkunde der Hildegard von Bingen – Gesundheit aus der Weisheit der Natur; Autor: Wighard Strehlow; Verlag: Weltbild; Erscheinungsjahr: 2007; Seiten: 534, 535, 536, 537

Bingen nicht nur eine herausragende Mystikerin und Theologin, sondern auch ein Vorbild für die heutige alternative Medizin.[68]

4.2 Heilkräuter in Verbindung mit der Hexenverfolgung

In der Gesellschaft waren Frauen und ihre Heilkunst nicht immer anerkannt. Die Hexenverfolgung in Europa zwischen dem 15. und 17. Jahrhundert ist ein düsteres Kapitel, das von Angst, Aberglaube und einem tiefen Misstrauen gegenüber dem Unbekannten geprägt ist. In dieser grausamen Zeit wurden vielen Menschen, insbesondere Frauen, Hexerei und übernatürliche Kräfte angelastet. Die Jagd auf sogenannte Hexen war nicht lediglich eine Reaktion auf soziale und politische Spannungen, sondern stand auch in direktem Zusammenhang mit dem Wissen und den Praktiken der Kräutermedizin, die in zahlreichen Gemeinden verbreitet war.

Die Gründe für die Hexenjagd waren vielschichtig und komplex. Zu den Hauptursachen gehörten soziale Unruhen, politische Machtkämpfe und vor allem die Dringlichkeit, bei Krisen wie verheerenden Epidemien, etwa der Pest, Sündenböcke zu finden. Die Menschen waren besorgt und suchten nach Erklärungen für ihre Leiden.

---

[68] Titel: Die Heilkunde der Hildegard von Bingen – Gesundheit aus der Weisheit der Natur; Autor: Wighard Strehlow; Verlag: Weltbild; Erscheinungsjahr: 2007; Seiten: 538, 539, 540, 541, 542, 543

In diesem Kontext wurden Kräuterheilerinnen oftmals mit Argwohn betrachtet. Diese Frauen wurden traditionell als Heilerinnen angesehen und waren durch ihre Fähigkeiten und ihre enge Verbindung zur Natur potenziell gefährlich für das etablierte System vom Glauben an Gott und seinen Entscheidungen. Durch ihre Möglichkeit, Leiden zu lindern und Krankheiten zu heilen, griffen sie in das System Kirche und Gottes Entscheidung ein.[69]

Die Kirche und der Glaube boten den Menschen so ein einfaches Mittel, um jemanden der Hexerei zu bezichtigen und zu bestrafen. Hexen wurden als Verbrecher wahrgenommen, die einen Pakt mit dem Teufel geschlossen hatten und deren Kräfte aus diesem Bündnis stammten. In vielen kirchlichen Schriften wurde Hexerei als ernsthafte Bedrohung für die christliche Gemeinschaft dargestellt. Die Annahme, dass diese Frauen Heilpflanzen einsetzten, schürte die öffentliche Angst weiter. Die Kirche vertrat die Ansicht, dass die Nutzung von Kräutern nicht nur gefährlich, sondern auch wegen ihrer vermeintlichen magischen Eigenschaften unrein sei.[70]

Die Furcht vor übernatürlichen Kräften und die Abneigung gegenüber dem Unbekannten führten viele Menschen zu der Überzeugung, dass Hexerei existiere. Wissen wurde nur spärlich verbreitet, und die Weitergabe von Informationen war weder von der Kirche noch von den Herrschern gewünscht. Da der Mehrzahl der

---

[69] Titel: Die Kräuterbibel – Praktische Kräuterkunde für Garten und Gesundheit; Autor: Peter McHoy & Pamela Westland; Verlag: Könemann Verlagsgesellschaft GmbH; Erscheinungsjahr: 1994; Seiten: 11

[70] Studie: Hexenverfolgung: Ursachen, Opferzahlen & Ende / StudySmarter; Website: StudySmarter; Autor: StudySmarter-Redaktionsteam

Menschen das Wissen um die Wirkung von Kräutern fehlte, wurden natürliche Heilmittel oft als Magie angesehen. Hexen wurden für Krankheiten verantwortlich gemacht, auch wenn diese nicht einmal mit Pflanzen geheilt werden konnten, und das Misstrauen gegenüber Kräuterkundigen nahm stetig zu.

Die Inquisition wurde im 13. Jahrhundert ins Leben gerufen, um Hexen zu verfolgen und ihr Einflussbereich wurde erweitert, um die Hexenjagd rechtlich abzusichern. Ihre Urteile beruhen oft auf Folter und grausamen Verhören. Inquisitoren waren entweder unwissend über die Wirkung von Kräutern oder ignorierten diese absichtlich, was dazu führte, dass sie die traditionelle Verwendung von Pflanzen als Indiz für Hexerei heranzogen. Auf diese Weise entstand ein Bild, das die Verwendung von Kräutern mit dem Vorwurf der Hexerei verband.[71]

---

[71] Titel: Die Kräuterbibel – Praktische Kräuterkunde für Garten und Gesundheit; Autor: Peter McHoy & Pamela Westland; Verlag: Könemann Verlagsgesellschaft GmbH; Erscheinungsjahr: 1994; Seiten: 11

Ein grausames Beispiel für die Hexenverfolgung ist die Bamberger Hexenverfolgung im 17. Jahrhundert, während der unter Fürstbischof Johann Georg II. Fuchs von Dornheim Menschen getötet wurden, die Heilkräuter verwendeten. Die meisten der Verurteilten waren Frauen, die als Heilerinnen bekannt und mit der Anwendung von Kräutern vertraut waren. Ihr Wissen wurde oft als Beweis dafür gewertet, dass sie Magie praktizierten. Die Geschichten und Anschuldigungen, die gegen diese Frauen verbreitet wurden, sollten die Bevölkerung davon überzeugen, dass das Wissen über Heilpflanzen eine Gefahr für die Gesellschaft darstellte.

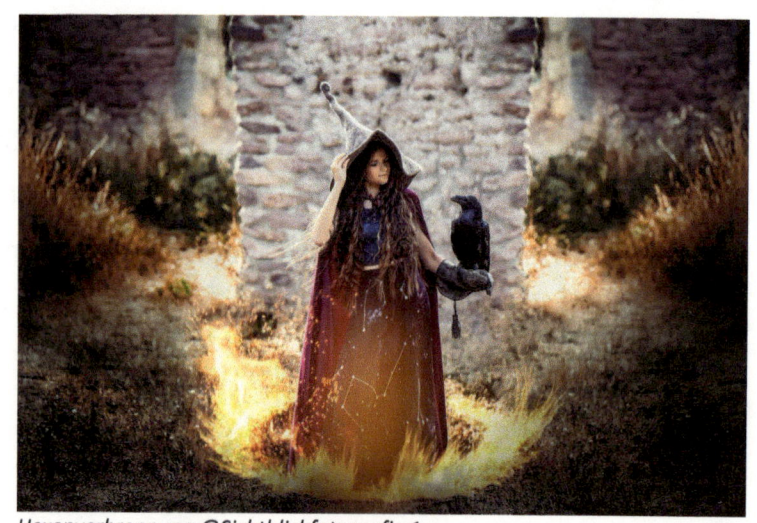

Hexenverbrennung @Sichtblickfotografie 1

Die Hexenverfolgung nahm in den verschiedenen europäischen Ländern unterschiedliche Ausprägungen an. In Deutschland gab es die meisten Hexenverfolgungen, während in Ländern wie Spanien die Jagd auf Hexen nicht so intensiv war. In Großbritannien kam es nicht so häufig zu Hexenprozessen, was möglicherweise auf politische und soziale Gegebenheiten zurückzuführen ist.

Dennoch waren die grundlegenden Mechanismen von Angst und Aberglaube in allen Ländern ähnlich.[72]

Die Auswirkungen der Hexenverfolgung waren katastrophal. Viele Frauen, die der Hexerei beschuldigt wurden, starben durch Hinrichtungen, Folter oder soziale Ausgrenzung. Die Angehörigen dieser Frauen verloren nicht nur ihre Liebsten, sondern auch ihren sozialen Status. Die Verfolgung von Frauen, die mit Kräutermedizin arbeiteten, führte zu einem tiefen Misstrauen gegenüber dem Wissen der Naturheilkunde und den Kräuterheilkundigen, die sie praktizierten.

Im 17. und 18. Jahrhundert nahm die Aufklärung ihren Lauf. Die gesellschaftlichen Ansichten begannen sich zu wandeln. Die neu entstandenen wissenschaftlichen Methoden und innovative Denkweisen führten dazu, dass die Menschen die Welt zunehmend rational erklärten. Die Angst vor Hexerei und der Aberglaube, die die Hexenverfolgungen vorantrieben, wurden zunehmend hinterfragt. Dies führte zu einem Rückgang der Hexenverfolgungen und zu einem erneuten Interesse an der Verwendung von Heilpflanzen, die heutzutage als bedeutende Ressource in der Medizin anerkannt sind.[73]

Die Verbindung zwischen Heilpflanzen und der Hexenverfolgung spielt eine bedeutende Rolle in der Geschichte der Menschheit. Die Angst vor dem Unbekannten

---

[72] Studie: Hexenverfolgung: Ursachen, Opferzahlen & Ende / StudySmarter; Website: StudySmarter; Autor: StudySmarter-Redaktionsteam
[73] Titel: Die Kräuterbibel – Praktische Kräuterkunde für Garten und Gesundheit; Autor: Peter McHoy & Pamela Westland; Verlag: Könemann Verlagsgesellschaft GmbH; Erscheinungsjahr: 1994; Seiten: 11

und ein unzureichendes Verständnis der Wirkung von Kräutern schürten das Misstrauen gegenüber denjenigen, die mit diesem Wissen vertraut waren. Hier lassen sich Parallelen zur heutigen Zeit erkennen. Unkenntnis und die damit verbundene Furcht können Menschen zu extremen Verhaltensweisen verleiten. Die Verfolgung von Hexen, Wissenden und Andersdenkenden brachte eine gefährliche Mischung aus sozialen, spirituellen und religiösen Überzeugungen mit sich, die viele Leben ruiniert hat. Doch das alte Wissen über Heilpflanzen überdauerte und wurde in der Zeit der Aufklärung erneut zum Leben erweckt. Dadurch erhielt die Bedeutung dieser Pflanzen in der Medizin wieder eine zentrale Rolle.[74]

4.3 Moderne Kräuterfrauen

Selbst in der heutigen Zeit gibt es immer noch Menschen, die sich intensiv mit Kräutern beschäftigen – die „modernen Hexen". Um einen zeitgemäßen Bezug zu den Kräuterfrauen herzustellen, wurden sieben Fragen formuliert, die an verschiedene Frauen mit einem Interesse an Kräutern gerichtet wurden. Dadurch sollte herausgefunden werden, ob es gegenwärtig noch Kräuterfrauen gibt und auf welche Weise sie sich mit dem Thema Kräuter auseinandersetzen.

---

[74] Studie: Hexenverfolgung: Ursachen, Opferzahlen & Ende / StudySmarter; Website: StudySmarter; Autor: StudySmarter-Redaktionsteam

Anfänglich wurde erfragt, wie sie zur natürlichen Heilkunst fanden. Dabei zeigte sich, dass viele bereits von Natur aus ein Interesse an diesem Thema hatten, einige durch ihre Familie dazu inspiriert wurden und andere zufällig darauf stießen.

Eine ganz besondere Antwort auf diese Frage lautete: „Ich betrachte mich als Teil der Natur, daher können nur Dinge aus der Natur mich heilen."

Die Antwort auf die Frage nach den Lieblingsheilkräutern fiel äußerst abwechslungsreich aus. Hierbei wurden Kräuter von A wie Anis bis Z wie Zitronenmelisse erwähnt.

Bevorzugt stellen sie Tees, Salben, Kräuterwickel und Tinkturen her.

Auf die Frage, ob eine Zusammenarbeit zwischen Schulmedizin und Heilkräuterkunde möglich wäre, antworteten die meisten fast einheitlich, dass es durchaus machbar wäre, der Weg zu einer funktionierenden Kooperation jedoch noch lang ist, da viel zu wenig Wissen über Naturheilkundliche Verfahren in der Schulmedizin vermittelt wird.

Die meisten Kräuterfrauen fertigen je nach Krankheiten oder Beschwerden unterschiedliche Heilmittel an, beispielsweise Cremes bei Ausschlägen oder trockener Haut, Säfte zur Vorbeugung in der Erkältungszeit oder Smoothies als Frühjahrskur.

Aus der Frage, ob die Heilkräuter gesammelt oder gepflanzt werden, ging hervor, dass fast alle modernen Kräuterfrauen heute über einen Garten mit Heilkräutern verfügen und zudem gerne im Wald wilde Kräuter sammeln.

Durch eine Zusatzfrage konnten spannende Rezepte entdeckt werden, und den Kräuterfrauen gelang es, noch das ein oder andere Geheimnis preiszugeben.

Während der Interviews wurde schnell deutlich, wie bedeutend die Kräuterheilkunde für die Frauen war und dass sie großes Potenzial für eine Zusammenarbeit mit der Schulmedizin sehen. Insgesamt offenbarte der Austausch mit den „modernen Hexen" ein breites Wissen und war äußerst inspirierend für die weitere Arbeit.[75]

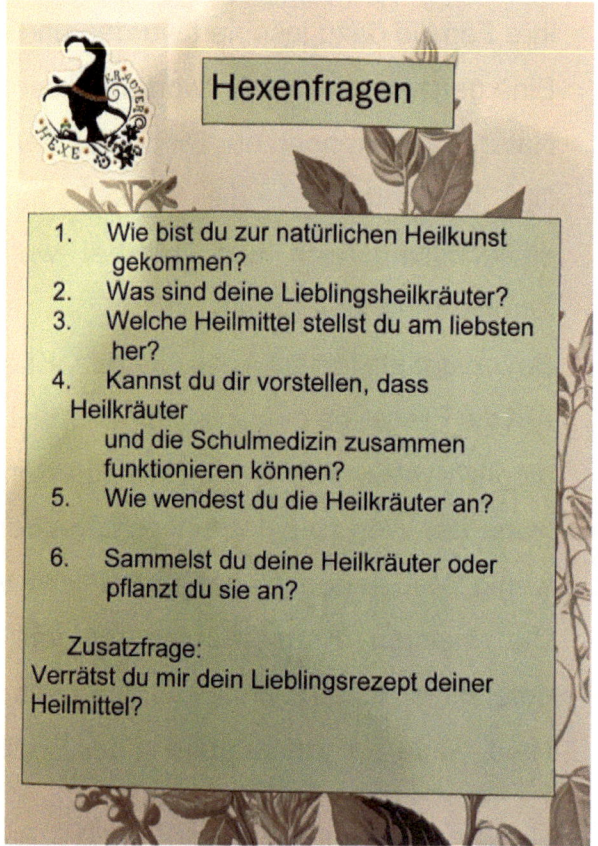

Umfrage-Hexenfragen @Inara-Estell Pflüger 1

---

[75] Umfrage: Hexenfragen

5.0 Heilkräuter

Wenn man die Umwelt aufmerksam betrachtet, entdeckt man überall Pflanzen, die gesundheitsfördernde Eigenschaften besitzen. Heilkräuter spielen seit Jahrtausenden eine zentrale Rolle für das Wohlbefinden der Menschen und werden wegen ihrer Vielzahl an gesundheitlichen Vorteilen und therapeutischen Qualitäten hochgeschätzt. Sie finden Verwendung in der Küche, zur Linderung von Beschwerden und dem Schutz vor Erkrankungen.

Die Wirkung von Heilpflanzen gründet sich auf der Kenntnis über bioaktive Verbindungen, die in diesen Pflanzen enthalten sind und eine positive Auswirkung auf den menschlichen Körper haben. Zu diesen bioaktiven Verbindungen zählen unter anderem ätherische Öle, Flavonoide, Tannine und weitere sekundäre Pflanzenstoffe.

Heilkräuter können bei einer Vielzahl von Beschwerden wie Verdauungsproblemen, Schlaflosigkeit, Stress, Erkältungen und vielen weiteren Krankheiten und deren Symptomen eingesetzt werden. Diese Pflanzen besitzen eine Reihe von entzündungshemmenden, antioxidativen und entzündungsmodulierenden Eigenschaften und sind somit ein wichtiges Element einer ganzheitlichen Gesundheitsversorgung.

Es ist von großer Bedeutung, umfassende Kenntnisse über die Pflanzen, ihre Wirkstoffe sowie deren richtige Anwendung zu haben. Es empfiehlt sich, Heilkräuter von qualifizierten Experten wie Kräuterkundigen, Heilpraktikern oder Ärzten zu beziehen und sich über mögliche Wechselwirkungen mit anderen Medikamenten oder bestehenden Gesundheitsproblemen zu informieren. Unsachgemäße Verarbeitung und Einnahme von Heilkräutern können Nebenwirkungen hervorrufen und die Gesundheit negativ beeinflussen.[76]

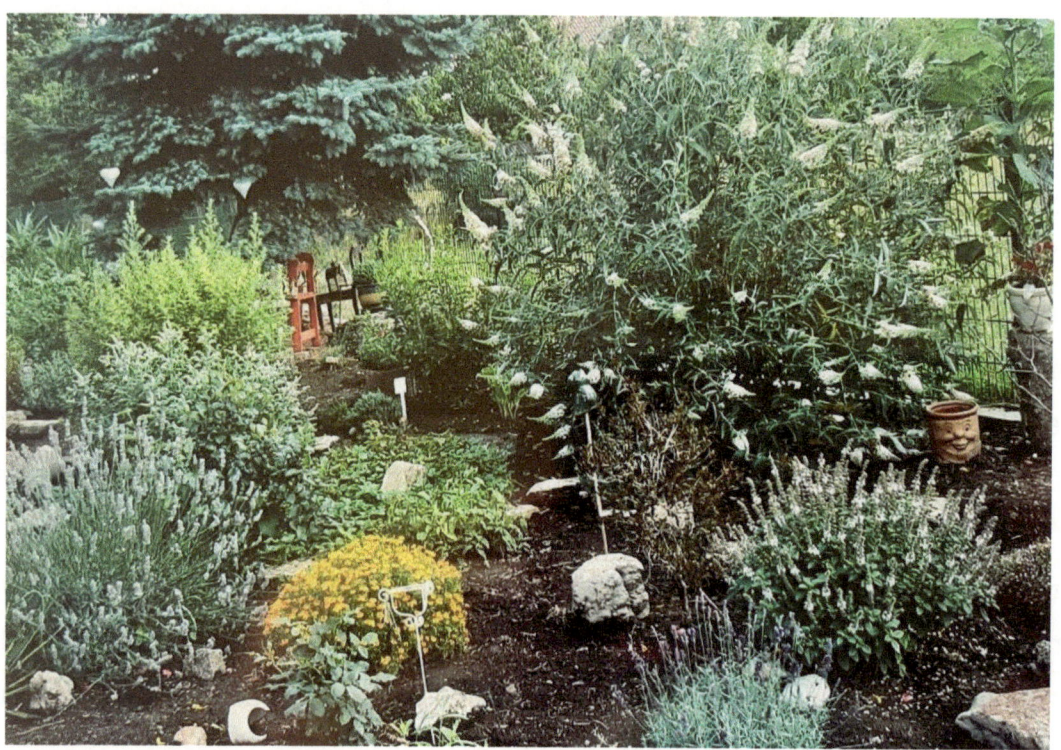

Getrocknete Kräuter @Elke Mückenheim 2

---

[76] Titel: Die Ganze Welt der Kräuter; Autor: Readers Digest; Verlag: Das Beste GmbH; Erscheinungsjahr: 2013; Seiten: 6, 9, 154, 156

5.1 Bedeutende Heilkräuter

Bei den vielen Pflanzen und Kräutern gibt es einige, die besonders oft verwendet werden. Sie sind weit verbreitet und sind auch häufig Gegenstand intensiver Forschung.

Die Große Brennnessel[77] (Urtica dioica) ist eine weit verbreitete Pflanze, die seit Jahrhunderten für ihre heilenden Eigenschaften geschätzt wird. Diese Pflanze gehört zur Familie der Brennnesselgewächse (Urticaceae) und ist in Europa, Nordamerika, Asien und Afrika zu finden. Die Brennnessel hat spitze Haare, die einen brennenden Schmerz verursachen können, wenn man sie berührt.

In der traditionellen Medizin wird die Brennnessel schon seit längerem zur Behandlung verschiedener

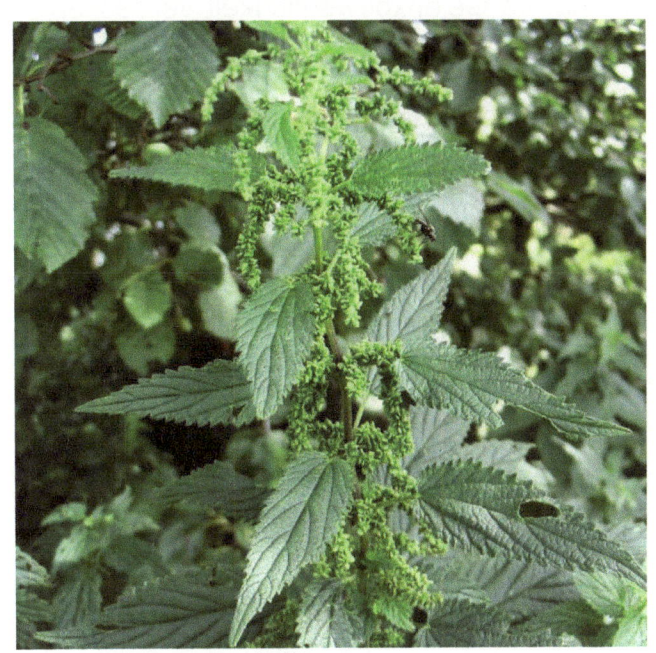

Brennnessel @Inara-Estell Pflüger 1

[77] Titel: Die Ganze Welt der Kräuter; Autor: Readers Digest; Verlag: Das Beste GmbH; Erscheinungsjahr: 2013; Seiten: 26

Erkrankungen eingesetzt. Die Blätter dieser Pflanze enthalten eine Vielzahl von Wirkstoffen wie Flavonoide, Kieselsäure, Kalium, Eisen und Vitamin C, die zur Linderung von Entzündungen, zur Förderung der Harnausscheidung, zur Blutreinigung und zur Stärkung des Organismus beitragen.

Forschungsergebnisse zeigen, dass die Brennnessel bei der Behandlung von Gicht, Arthritis und anderen rheumatischen Beschwerden wirksam sein kann. Dank ihrer entzündungshemmenden Eigenschaften kann die Brennnessel Schmerzen lindern und die Gelenkbeweglichkeit verbessern. Sie kann auch bei Hauterkrankungen wie Ekzemen, Neurodermitis und Akne hilfreich sein.[78]

Die Brennnessel kann nicht nur als Tee, Tinktur oder in Kapsel-Form konsumiert werden, sondern findet auch Anwendung als Umschlag bei Gelenkbeschwerden. Darüber hinaus können Brennnesselsamen als Nahrungsergänzungsmittel dienen, um den Körper mit wichtigen Nährstoffen zu versorgen.

Bei täglicher Einnahme können die positiven Effekte der Brennnessel voll ausgeschöpft werden.[79]

---

[78] Titel: Das verlorene Buch der Kräuterheilmittel; Autor: Nicole Apelian, Ph.D. & Claude Davis; Erscheinungsjahr: 2022; Seiten: 78/79
[79] Titel: Heilpflanzen als Hausmittel; Autor: Gerhardt Siegel; Verlag: Unipart Media GmbH, Offenbach; Erscheinungsjahr: 1966; Seiten 26/27

Der Spitzwegerich [80] (Plantago lanceolata) ist eine Pflanze, die in Europa, Nordamerika und Asien weit verbreitet ist. Seit Jahrhunderten wird sie in der traditionellen Medizin verwendet, um diverse Beschwerden zu behandeln, und hat in den letzten Jahren auch die Aufmerksamkeit der Wissenschaft auf sich gezogen.

Spitzwegerich ist reich an bioaktiven Substanzen wie Schleimstoffen, Flavonoiden, Triterpenen, Phenolsäuren und Allantoin. Spitzwegerich hat beruhigende Wirkungen auf die Schleimhäute und kann Entzündungen lindern. Die Flavonoide in ihm sind bekannt für ihre antioxidativen Eigenschaften und können dazu beitragen, oxidativen Stress zu verringern. Triterpene und Phenolsäuren können hilfreich sein, um Infektionen zu bekämpfen. Allantoin ist ein wertvoller Wirkstoff, der die Regeneration der Hautzellen fördert und die Wundheilung unterstützen kann.

Spitzwegerich wird häufig zur Linderung von Atemwegserkrankungen eingesetzt. Die entzündungshemmenden Eigenschaften der Pflanze wirken sich äußerst positiv auf Husten, Bronchitis und Asthma aus. Er kann in unterschiedlichen Formen wie Tee, Sirup oder Tinktur genossen werden.

---

[80] Titel: Die Ganze Welt der Kräuter; Autor: Readers Digest; Verlag: Das Beste GmbH; Erscheinungsjahr: 2013; Seiten: 113

Auch bei Hautproblemen findet der Spitzwegerich Anwendung. Die Pflanze erweist sich als nützlich bei der Behandlung von Ekzemen, Insektenstichen, Verbrennungen und anderen Hautirritationen. Oftmals wird sie als Umschlag, Salbe oder Öl auf die

betroffenen Hautpartien aufgetragen.

Die regelmäßige Einnahme von Spitzwegerich-Präparaten kann unsere Abwehrkräfte stärken und die Heilung von Wunden beschleunigen.

Obwohl der

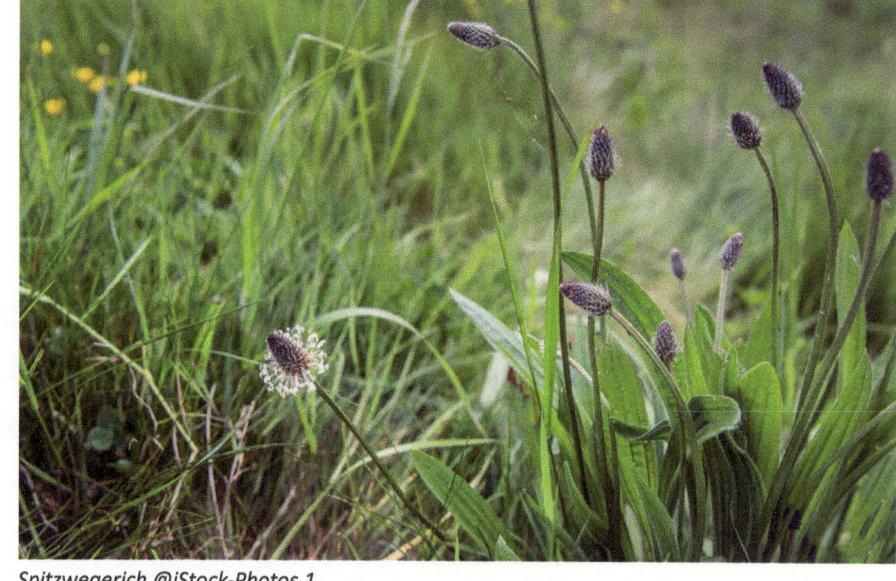

Spitzwegerich @iStock-Photos 1

Spitzwegerich als unbedenklich gilt und in der Regel selten Nebenwirkungen verursacht, ist es wichtig, die richtige Dosierung und Anwendung zu beachten.[81]

---

[81] Titel: Heilpflanzen als Hausmittel; Autor: Gerhardt Siegel; Verlag: Unipart Media GmbH, Offenbach; Erscheinungsjahr: 1966; Seiten 78

Der Gundermann[82] (Glechoma hederaceae) zählt zu den Lippenblütlern (Lamiaceae) und ist in Europa, Nordamerika sowie Asien weit verbreitet. Diese Pflanze ist auch unter den Namen Gundelrebe, Gundermannkraut und Gunderkraut bekannt und wächst besonders gerne in feuchten Gebieten wie Wäldern, an Wegrändern und in Gärten.

Er ist reich an bioaktiven Inhaltsstoffen, darunter Flavonoide, Triterpene, ätherische Öle und Gerbstoffe.

Die gesundheitlichen Eigenschaften von Gundermann sind vielfältig: Er wirkt entzündungshemmend, antioxidativ und immunmodulierend. Die in Gundermann enthaltenen Flavonoide fungieren als Antioxidantien, die freie Radikale im Körper neutralisieren können. Zudem haben Triterpene das Potenzial, Entzündungen im Körper zu reduzieren.

Aufgrund seiner immunmodulierenden Eigenschaften wird Gundermann häufig verwendet. Studien zeigen, dass die Pflanze das Immunsystem anregt. Dadurch kann Gundermann dazu beitragen, die Abwehrkräfte des Körpers zu stärken und die Reaktion auf Infektionen zu optimieren.

Forschungen haben gezeigt, dass manche Verbindungen in Gundermann antivirale Wirkungen aufweisen und gegen verschiedene Viren,

[82] Titel: Heilpflanzen als Hausmittel; Autor: Gerhardt Siegel; Verlag: Unipart Media GmbH, Offenbach; Erscheinungsjahr: 1966; Seiten 26/27

darunter Herpesviren, wirken können. Die antiviralen Eigenschaften sind entscheidend für die Bekämpfung von Infektionen und zur Förderung der Gesundheit.

Die entzündungshemmenden Merkmale der Pflanze können ebenfalls dabei helfen, Atemwegsinfektionen zu lindern und die Symptome von Erkältungen, Husten sowie Asthma zu mildern. Zudem lässt sich Gundermann auch zur Linderung von Magen-Darm-Beschwerden nutzen zur Förderung der Verdauung.

Es ist jedoch wichtig zu beachten, dass Gundermann Nebenwirkungen hervorrufen und Wechselwirkungen mit anderen Medikamenten eingehen kann. Deswegen wird empfohlen, vor der Anwendung von Gundermann einen Arzt oder Apotheker zu konsultieren, insbesondere bei Schwangeren, Stillenden, Kindern und Personen mit bestehenden Erkrankungen.

Gundermann stellt eine wertvolle Heilpflanze dar, die eine Vielzahl gesundheitlicher Vorteile bietet und als Ergänzung zu einer ausgewogenen Ernährung und Lebensweise eingesetzt werden kann.

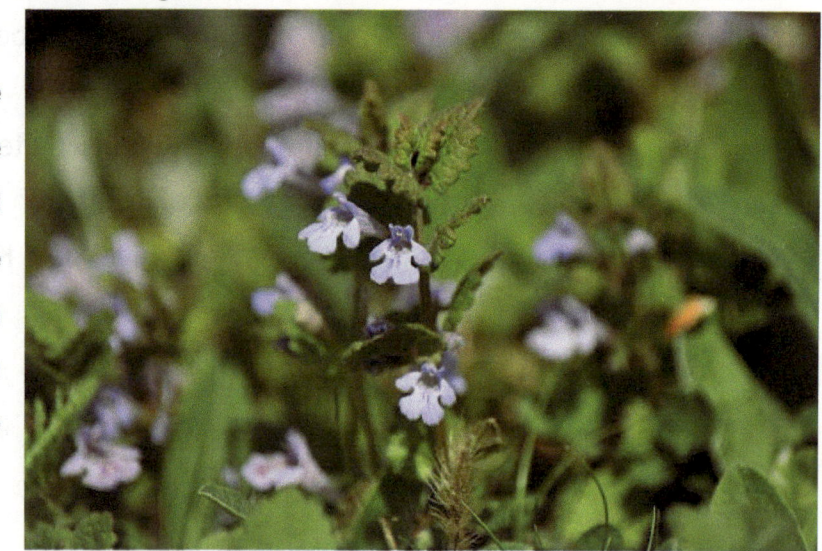

Gundermann @iStock-Photos 1

Der Löwenzahn[83] (Taraxacum officinale) findet seit vielen Jahrhunderten Anwendung als Heilpflanze in der traditionellen Heilkunde. Zu den Korbblütlern zählt diese Pflanze, die in Europa, Nordamerika und Asien heimisch ist. Durch seine gelben Blütenköpfe und gezackten Blätter, sticht der Löwenzahn hervor.

Eine Vielzahl von bioaktiven Substanzen wurde entdeckt, die zu seinen medizinischen Eigenschaften beitragen. Dazu gehören unter anderem Taraxacin, Flavonoide, Phenolsäuren und Inulin.

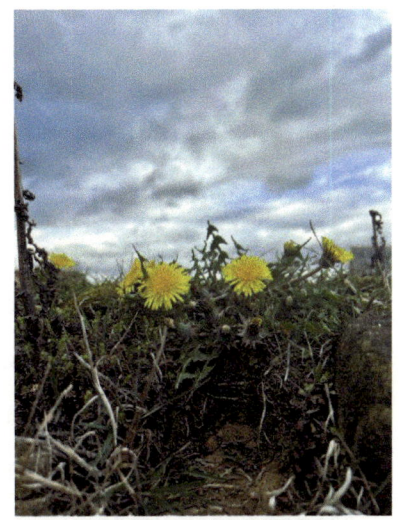
Löwenzahn @Inara-Estell Pflüger 1

Diese Verbindungen zeigen entzündungshemmende und antioxidative Eigenschaften und tragen zur Senkung des Cholesterinspiegels bei.[84]

Der Inhaltsstoff fördert die Gallensaftproduktion und unterstützt die Verdauung. Löwenzahn kann hilfreich sein bei Verdauungsproblemen, Rheuma, Diabetes und Hauterkrankungen. Ein Löwenzahngetränk lässt sich sowohl als Tee als auch als Sirup zubereiten. Die Anwendung des Löwenzahns ist unbedenklich.[85]

---

[83] Titel: Die Ganze Welt der Kräuter; Autor: Readers Digest; Verlag: Das Beste GmbH; Erscheinungsjahr: 2013; Seiten: 67

[84] Titel: Das verlorene Buch der Kräuterheilmittel; Autor: Nicole Apelian, Ph.D. & Claude Davis; Erscheinungsjahr: 2022; Seiten: 100, 101, 102

[85] Titel: Heilpflanzen als Hausmittel; Autor: Gerhardt Siegel; Verlag: Unipart Media GmbH, Offenbach; Erscheinungsjahr: 1966; Seiten: 58/59

Schafgarbe[86] (Achillea millefolium) ist ein populäres Kraut, das weit verbreitet ist. Seit Jahrhunderten wird es in der Volksheilkunde geschätzt und hat in den letzten Jahren auch das Interesse der Wissenschaft geweckt. Es enthält zahlreiche bioaktive Substanzen, die für seine medizinischen Eigenschaften verantwortlich sind.

Die bekanntesten Verbindungen in diesem Zusammenhang sind Campher, Cineol und Borneole. Diese wirken entzündungshemmend, antibakteriell und entspannend. Die entzündungshemmenden Eigenschaften der Schafgarbe haben einen positiven Einfluss auf die Verdauung. Aufgrund ihrer beruhigenden Wirkung auf den Magen ist Schafgarbe ein gefragtes Heilmittel bei Magenbeschwerden. Darüber hinaus stärkt die Pflanze auch die Abwehrkräfte des Körpers. Das kann dazu beitragen, sowohl Infektionen zu reduzieren als auch die allgemeine Gesundheit zu fördern. Zudem wirkt Schafgarbe positiv auf die Haut.[87] Die Inhaltsstoffe der Pflanze

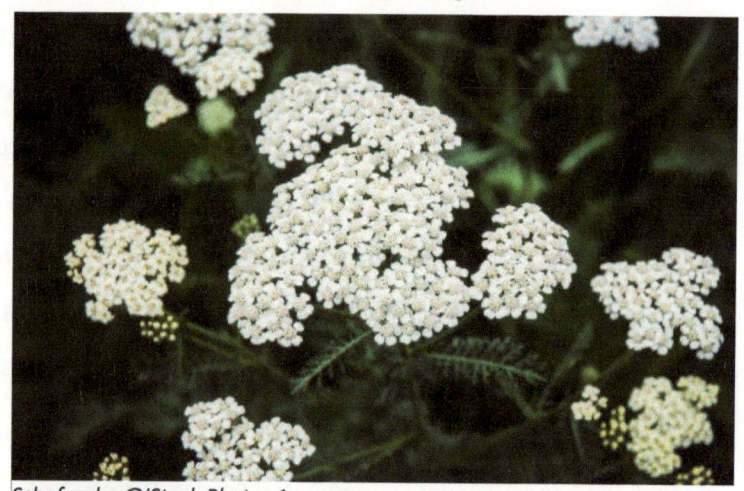

Schafgarbe @iStock-Photos 1

[86] Titel: Die Ganze Welt der Kräuter; Autor: Readers Digest; Verlag: Das Beste GmbH; Erscheinungsjahr: 2013; Seiten: 99
[87] Titel: Heilpflanzen als Hausmittel; Autor: Gerhardt Siegel; Verlag: Unipart Media GmbH, Offenbach; Erscheinungsjahr: 1966; Seiten 76/77

können Hautirritationen, Akne und ähnliche Probleme abwehren. Ihre entzündungshemmenden und antibakteriellen Eigenschaften tragen zur Entgiftung der Haut bei. Bei Allergien oder während der Schwangerschaft ist es ratsam, einen Arzt zu konsultieren, um mögliche Nebenwirkungen zu vermeiden.

Die römische Kamille [88] (Chamaemelum nobile oder Anthemis nobilis) gehört zur Familie der Korbblütler (Asteraceae). Diese mehrjährige, krautige Pflanze wird im Mittelmeerraum sowie in anderen gemäßigten Zonen der Welt kultiviert. Ihre zarten, feinen Blätter und die weißen Blüten verströmen einen angenehmen, milden Apfelduft. Aufgrund dieses besonderen Aromas und ihrer beruhigenden Wirkung findet sie in der Kosmetikindustrie häufig Verwendung, insbesondere bei der Herstellung von Haut- und Haarpflegeprodukten. Mit ihren entzündungshemmenden und entspannenden Eigenschaften ist sie ideal für die Behandlung von empfindlicher Haut, Sonnenbrand,

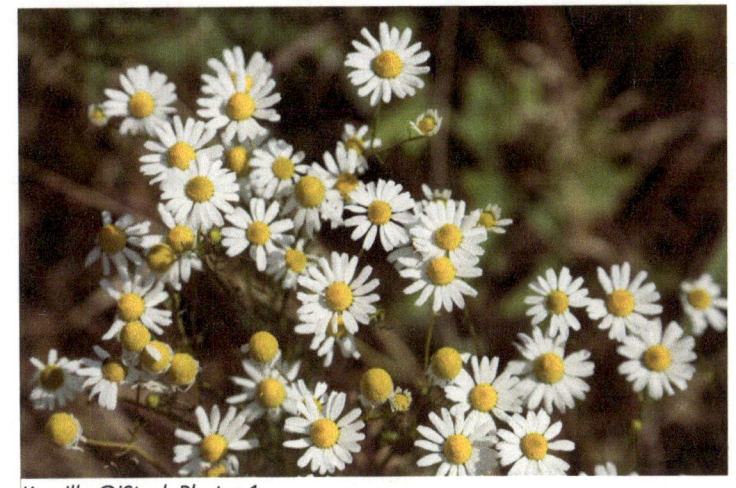

Kamille @iStock-Photos 1

88 Titel: Die Ganze Welt der Kräuter; Autor: Readers Digest; Verlag: Das Beste GmbH; Erscheinungsjahr: 2013; Seiten: 52

Hautreizungen und Hautausschlägen. Auch in der Aromatherapie kommt die Kamille zum Einsatz, um Entspannung zu fördern und Stress abzubauen.[89]

Seit vielen Jahrhunderten wird die römische Kamille in der traditionellen Heilkunde aufgrund ihrer vielfältigen medizinischen Vorteile geschätzt. Sie dient häufig zur Zubereitung von Aufgüssen, die gegen Schlaflosigkeit, Verdauungsprobleme, Menstruationsbeschwerden und Magen-Darm-Störungen helfen. Auch als Mundspülung kann Kamille eingesetzt werden, um Mundgeruch und Zahnfleischentzündungen zu lindern. Zudem lässt sie sich äußerlich in Form von Wickeln anwenden, um Entzündungen und Hautirritationen zu behandeln.[90]

Salvia officinalis[91], besser bekannt als Salbei, ist eine Halbstrauchpflanze, die zur Familie der Lippenblütler (Lamiaceae) gehört. Diese vielseitige Pflanze gedeiht ausgezeichnet in warmen Klimazonen und bevorzugt sonnige Standorte mit trockenen Böden, bei guter Drainage regelmäßiger Bewässerung. Durch Stecklinge und Samen ist Salbei gut zu kultivieren. Er gedeiht durch das Entfernen von verwelkten Blättern und das regelmäßige Zurückschneiden besonders gut. In Europa, Nordamerika und

---

[89] Titel: Das verlorene Buch der Kräuterheilmittel; Autor: Nicole Apelian, Ph.D. & Claude Davis; Erscheinungsjahr: 2022; Seiten: 87/88

[90] Titel: Heilpflanzen als Hausmittel; Autor: Gerhardt Siegel; Verlag: Unipart Media GmbH, Offenbach; Erscheinungsjahr: 1966; Seiten 50/51

[91] Titel: Die Ganze Welt der Kräuter; Autor: Readers Digest; Verlag: Das Beste GmbH; Erscheinungsjahr: 2013; Seiten: 95, 96, 97

Asien ist Salbei weit verbreitet. Mit der richtigen Pflege kann Salbei in verschiedenen Klimazonen erfolgreich kultiviert werden.[92]

Salbei findet in unterschiedlichen Bereichen Anwendung, sei es in der Küche, in der Kosmetik, im Haushalt oder als Heilpflanze. Die Blätter sind lanzettlich geformt, mit feinen Haaren versehen und schimmern in einem graugrünen Farbton. Die Pflanze kann Höhen von bis zu 60 Zentimetern erreichen und bildet im Sommer zarte, violette Blüten. Diese hübschen Blüten ziehen nicht nur Bienen, sondern auch andere Bestäuber an und tragen somit zur Vielfalt des Ökosystems bei.

In der Küche werden die Blätter des Salbeis häufig als Gewürz eingesetzt, um Gerichte mit einem aromatischen Geschmack zu bereichern. Darüber hinaus

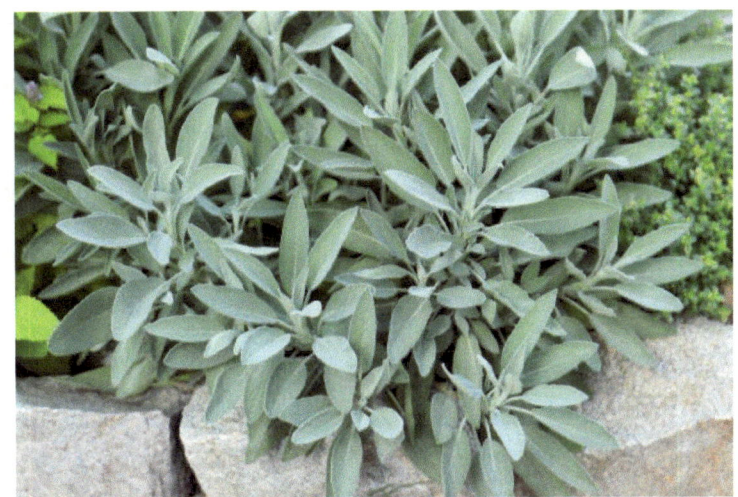

Salbei @Inara-Estell Pflüger 1

findet Salbei Verwendung in natürlichen Kosmetikprodukten wie Shampoos und Hautpflegeartikeln. In der traditionellen Medizin wird er aufgrund seiner

---

[92] Titel: Das verlorene Buch der Kräuterheilmittel; Autor: Nicole Apelian, Ph.D. & Claude Davis; Erscheinungsjahr: 2022; Seiten: 57/58

entzündungshemmenden und antibakteriellen Eigenschaften geschätzt und hilft bei Halsschmerzen, Magenbeschwerden und weiteren gesundheitlichen Beschwerden.[93]

Die Ringelblume[94] gehört zur Familie der Korbblütler (Asteraceae). Diese einjährige Pflanze zeigt vor allem von Juni bis Oktober ihre strahlend gelben Blüten, die manchmal sogar bis zum ersten Frost zu sehen sind. Sie reagiert empfindlich auf Sonnenlicht und wächst am besten in lockeren, gut durchlässigen Böden. Sie kann bis zu 60 cm hoch werden. Am einfachsten vermehrt man die Ringelblume durch das Verstreuen der Samen. Es ist auch möglich, sie direkt im Frühjahr im Freiland zu pflanzen. Die Pflege dieser Pflanze ist unkompliziert, was sie ideal für Gartenanfänger macht. Ringelblumenblüten und -blätter bieten zahlreiche Verwendungsmöglichkeiten. [95]In der Kosmetikbranche finden Ringelblumenextrakte wegen ihrer beruhigenden und

---

[93] Titel: Heilpflanzen als Hausmittel; Autor: Gerhardt Siegel; Verlag: Unipart Media GmbH, Offenbach; Erscheinungsjahr: 1966; Seiten 74/75
[94] Titel: Die Ganze Welt der Kräuter; Autor: Readers Digest; Verlag: Das Beste GmbH; Erscheinungsjahr: 2013; Seiten: 29
[95] Titel: Das verlorene Buch der Kräuterheilmittel; Autor: Nicole Apelian, Ph.D. & Claude Davis; Erscheinungsjahr: 2022; Seiten: 117, 118, 119

entzündungshemmenden Eigenschaften häufig Anwendung in Cremes, Salben und Lotionen. Hier kommen ihre hautpflegenden Eigenschaften besonders gut zur Geltung.

Ringelblumen werden gerne genutzt, um Potpourris, Duftsäckchen oder Kränze herzustellen. In jedem Arrangement bringen die leuchtenden gelben Blüten eine heitere Stimmung mit sich.

In der Küche dienen die Blütenblätter der Ringelblume als schmackhafte Dekoration für Salate, Suppen oder Desserts. Sie verleihen den Speisen sowohl feine Aromen als auch lebendige Farben.[96]

Ringelblumenextrakte können auch als natürliche Insektenschutzmittel oder

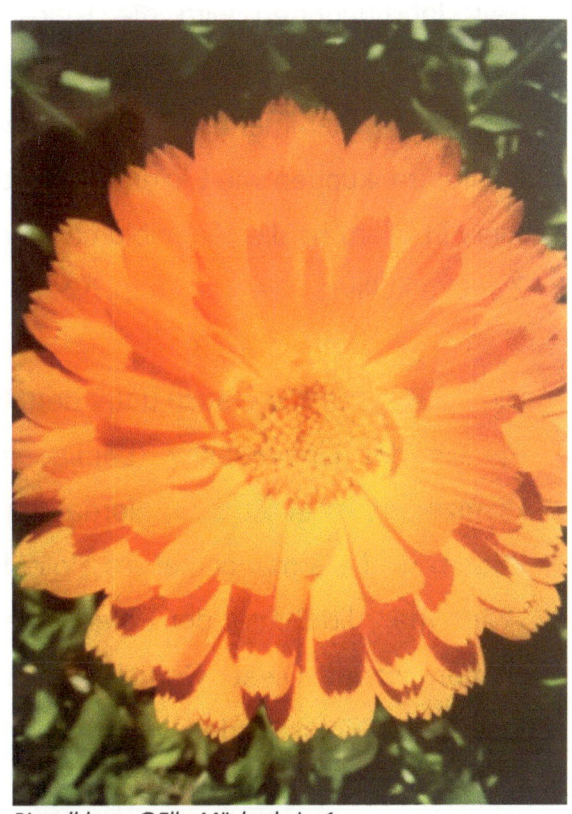

Ringelblume @Elke Mückenheim 1

Reinigungsmittel im eigenen Heim eingesetzt werden. Die ätherischen Öle der Pflanze halten Insekten fern und verbreiten einen angenehmen Duft.

---

[96] Titel: Das verlorene Buch der Kräuterheilmittel; Autor: Nicole Apelian, Ph.D. & Claude Davis; Erscheinungsjahr: 2022; Seiten: 117, 118, 119

Seit Jahrhunderten wird die Ringelblume wegen ihrer heilenden Eigenschaften geschätzt. Sie lindert Schmerzen, fördert die Wundheilung und wirkt entzündungshemmend. Ringelblumenextrakte werden oft zur Behandlung von Hauterkrankungen wie Ekzemen, Verbrennungen oder Insektenstichen eingesetzt. Alles in allem ist die Ringelblume eine vielseitige Pflanze, die für viele verschiedene Zwecke kultiviert werden kann.[97]

Die Poleiminze[98], die auch unter dem Namen Mentha pulegium bekannt ist, gehört zur Familie der Lippenblütler (Lamiaceae) und ist eine mehrjährige Pflanze. Diese Pflanzenart ist in Europa, Nordafrika und einigen asiatischen Regionen verbreitet. Zudem wird sie manchmal als Polei-Pfefferminze oder Polei-Flohminze bezeichnet. Wenn man die Blätter der Poleiminze reißt oder berührt, entfaltet sich ein intensiver Pfefferminzduft. Dieser Geruch dient dazu, Schädlinge abzuschrecken und schützt die Pflanze vor Fressfeinden.

---

[97] Titel: Heilpflanzen als Hausmittel; Autor: Gerhardt Siegel; Verlag: Unipart Media GmbH, Offenbach; Erscheinungsjahr: 1966; Seiten 72/73
[98] Titel: Die Ganze Welt der Kräuter; Autor: Readers Digest; Verlag: Das Beste GmbH; Erscheinungsjahr: 2013; Seiten: 73/74

Die Poleiminze[99] gedeiht am besten an feuchten Standorten, wie beispielsweise Ufern von Bächen, in Wäldern oder auf nassen Wiesen. Sie kann jedoch auch in trockeneren Regionen wachsen, sofern der Boden ausreichend feucht bleibt. Ihre kriechenden Rhizome breiten sich unter der Erde aus und bilden neue Triebe. Daher ist die Poleiminze hervorragend als Bodendecker geeignet, um größere

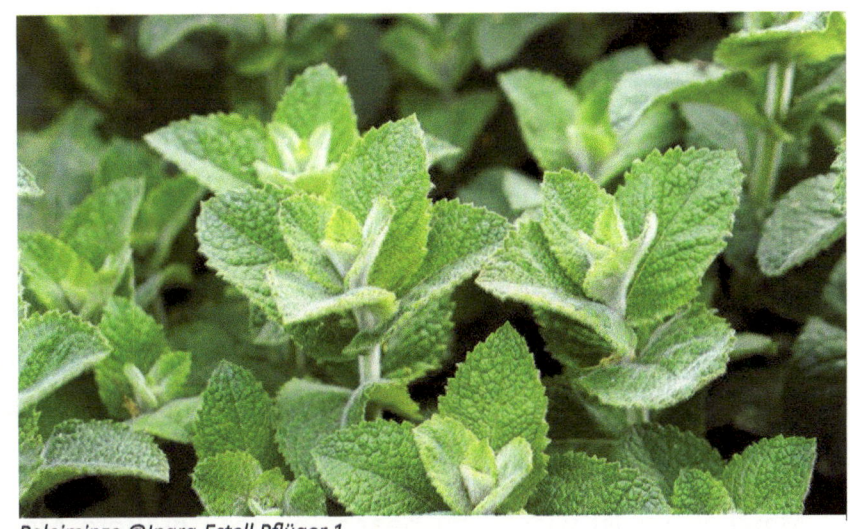

Poleiminze @Inara-Estell Pflüger 1

Flächen zu begrünen. Die beste Methode zur Vermehrung der Poleiminze ist die Wurzelteilung, die im Frühjahr oder Herbst durchgeführt werden sollte. Obwohl es möglich ist, die Pflanze auch durch Samen zu vermehren, ist die Keimrate oft ungewiss. Um Poleiminze[100] im Garten anzubauen, sollte man einen sonnigen bis halbschattigen Platz mit humusreichem, gut durchlässigem Boden wählen. Die Pflanze

---

[99] Titel: Das verlorene Buch der Kräuterheilmittel; Autor: Nicole Apelian, Ph.D. & Claude Davis; Erscheinungsjahr: 2022; Seiten: 112, 113
[100] Titel: Das verlorene Buch der Kräuterheilmittel; Autor: Nicole Apelian, Ph.D. & Claude Davis; Erscheinungsjahr: 2022; Seiten: 112, 113

kann sowohl in Pflasterritzen, Mauerspalten als auch in speziellen Kräuterbeeten angesiedelt werden.

Die Pflanzenoberfläche ist leicht behaart, und die Blätter sind oval bis lanzettlich geformt. Sie zeigen sich in einem satten Grün und weisen eine gezähnte Struktur auf. Im Sommer erzeugt die Pflanze kleine, rosa bis violette Blüten, die in dichten Ähren wachsen. Diese Blüten sind eine wichtige Nahrungsquelle für Schmetterlinge und Bienen. Aufgrund ihrer krampflösenden und verdauungsfördernden Eigenschaften erfreut sich die Poleiminze in der Volksmedizin großer Beliebtheit. Sie wird verwendet, um Menstruationsbeschwerden, Atemwegserkrankungen und Magen-Darm-Probleme zu behandeln. Die ätherischen Öle, die für den charakteristischen Duft und Geschmack der Poleiminze verantwortlich sind, enthalten hauptsächlich Pulegon und Menthol. Es ist wichtig zu beachten, dass größere Mengen Poleiminze giftig sein können. Schwangere Frauen sollten Poleiminze vermeiden, da er Leberschäden verursachen kann. Auch in der Stillzeit wird von einer Einnahme abgeraten, da die Pflanze abstillend wirkt.[101]

Engelwurz[102] (Angelica archangelica) ist eine ansprechende krautige Pflanze, die zur Familie der Doldenblütler zählt und eine Lebensdauer von zwei Jahren erreicht. Diese

---

[101] Titel: Heilpflanzen als Hausmittel; Autor: Gerhardt Siegel; Verlag: Unipart Media GmbH, Offenbach; Erscheinungsjahr: 1966; Seiten 68/69
[102] Titel: Die Ganze Welt der Kräuter; Autor: Readers Digest; Verlag: Das Beste GmbH; Erscheinungsjahr: 2013; Seiten: 36

Pflanze ist in Europa und Asien verbreitet und wird aufgrund ihrer vielseitigen kulinarischen und medizinischen Vorteile großflächig kultiviert. Engelwurz bevorzugt halbschattige und feuchte Standorte für optimales Wachstum. Die Vermehrung des Engelwurzes erfolgt durch Samen, Wurzelteilung oder das Einpflanzen von Setzlingen. Ihre großen, gelappten Blätter verströmen einen angenehmen Moschusduft. [103] Zudem sind die Stängel bis zu zwei Meter hoch

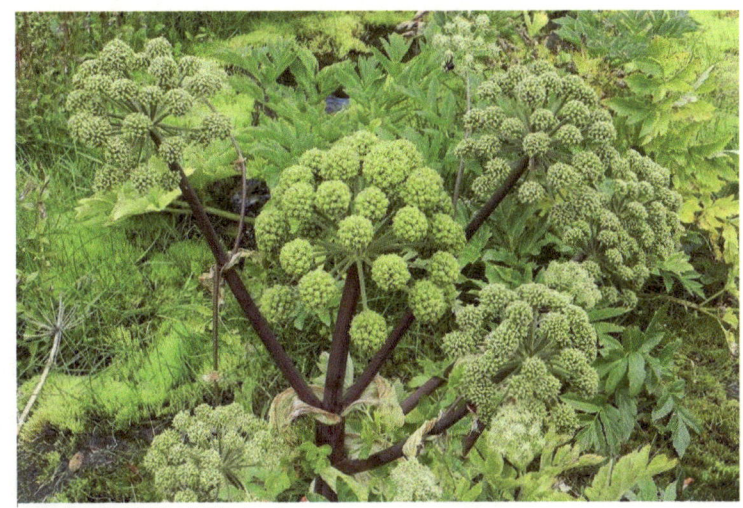

Engelwurz @iStock-Photos 1

und weisen charakteristische lila Flecken auf. Im zweiten Jahr blühen die kleinen, grünlich-weißen Blüten in beeindruckenden Dolden. In der Küche kommt Engelwurz zum Einsatz, um Liköre, Süßigkeiten und Gebäck zu verfeinern. Für die Dekoration von Desserts lassen sich kandierte Stängel verwenden. Manchmal werden auch die Samen in Konserven und eingelegten Gurken verwendet, um ihnen ein aromatisches, würziges Flair zu verleihen. [104]

---

[103] Titel: Die Kräuterbibel – Praktische Kräuterkunde für Garten und Gesundheit; Autor: Peter McHoy & Pamela Westland; Verlag: Könemann Verlagsgesellschaft GmbH; Erscheinungsjahr: 1994; Seiten: 27
[104] Titel: Die Ganze Welt der Kräuter; Autor: Readers Digest; Verlag: Das Beste GmbH; Erscheinungsjahr: 2013; Seiten: 36

Seit Jahrhunderten findet Engelwurz in der traditionellen Medizin Anwendung und wird aufgrund seiner zahlreichen gesundheitlichen Vorteile geschätzt. Dabei kommen die Wurzeln, Blätter, Samen und Stängel zu unterschiedlichen Zwecken zum Einsatz. Besonders wertvoll sind die Wurzeln wegen ihrer harntreibenden, karminativen und schleimlösenden Eigenschaften. Sie werden häufig bei Verdauungsproblemen, Atemwegserkrankungen und Harnwegsinfektionen eingesetzt.[105]

Der Gamander[106] (Teucrium chamaedrys) ist eine mehrjährige Pflanze, die zur Familie der Lippenblütler zählt. Er ist in Europa, Nordafrika und Westasien verbreitet und bevorzugt trockene, sonnige Böden. In der Gartenkultur wird Gamander gerne als Begrenzung für Kräuterbeete oder Blumenrabatten eingesetzt. Durch den dichten Wuchs lassen sich ansprechende Muster in Flechtmustergärten oder Blumenbeeten gestalten. Zudem kann die Pflanze als Schutzelement in

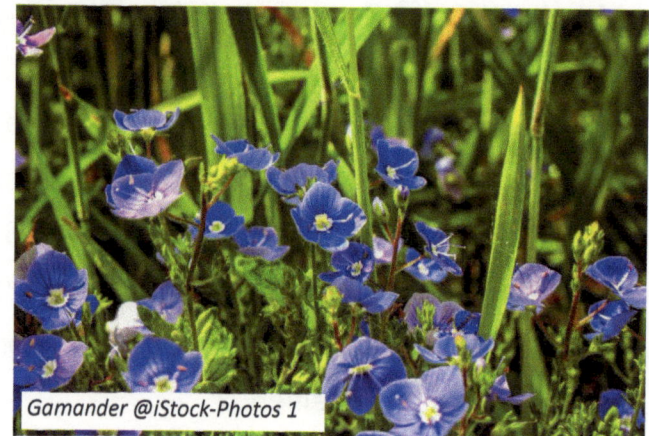
Gamander @iStock-Photos 1

[105] Titel: Die Kräuterbibel – Praktische Kräuterkunde für Garten und Gesundheit; Autor: Peter McHoy & Pamela Westland; Verlag: Könemann Verlagsgesellschaft GmbH; Erscheinungsjahr: 1994; Seiten: 27
[106] Titel: Die Kräuterbibel – Praktische Kräuterkunde für Garten und Gesundheit; Autor: Peter McHoy & Pamela Westland; Verlag: Könemann Verlagsgesellschaft GmbH; Erscheinungsjahr: 1994; Seiten: 101

trockenen Steinmauern oder selbst in Steinritzen fungieren, wo sie mit ihren Wurzeln Erosion entgegenwirkt.

Im Herbst ist es ratsam, den Gamander mit Mulch, um die Wurzeln zu schützen, um Frostschäden vorzubeugen. Diese Pflanze ist winterhart, benötigt jedoch in besonders kalten Wintern einen gewissen Schutz.

Der Garmander kann Höhen von 20 bis 40 Zentimetern erreichen und trägt kleine, ansprechende Blüten in strahlendem Rosa bis Violett. Besonders Bienen und andere Insekten sind von diesen Blüten begeistert.

Gamander lässt sich entweder durch Wurzelteilung oder Stecklinge einfach vermehren. Er ist seit Langem als Heilpflanze geschätzt, und seine Blätter finden Verwendung für die Zubereitung eines Tees, der vor allem zur Linderung von Gicht und rheumatischen Beschwerden dient. Die darin enthaltenen ätherischen Öle und Bitterstoffe wirken entzündungshemmend und schmerzlindert.

Der gemeine Andorn[107], auch bekannt als Marrubium vulgare, gehört zur Familie der Lippenblütler (Lamiaceae). Diese Pflanze wird in Europa, Nordafrika und einigen asiatischen Regionen kultiviert. Sie zeichnet sich durch aufrechte Stängel, graugrün gefärbte Blätter und kleine weiße Blüten aus. In Mitteleuropa ist der gemeine Andorn häufig an Wegrändern, auf brachliegendem Land und in trockenen Wiesen zu finden.

---

[107] Titel: Die Kräuterbibel – Praktische Kräuterkunde für Garten und Gesundheit; Autor: Peter McHoy & Pamela Westland; Verlag: Könemann Verlagsgesellschaft GmbH; Erscheinungsjahr: 1994; Seiten: 57

Er bevorzugt sonnige Standorte auf trockenen Böden. Die kleinen weißen Blüten ziehen Bienen und andere Bestäuber an und fördern somit die Biodiversität. Hobbygärtner können durch den Anbau von gemeinem Andorn in Gärten und auf Balkonen zur Erhaltung von Bestäubern beitragen.

Andorn ist pflegeleicht. Die Pflanze mag Sonnenlicht und benötigt einen trockenen, durchlässigen Boden. Regelmäßiges Schneiden regt das Wachstum und die Bildung neuer Blätter an. Da der gewöhnliche Andorn gut mit Trockenheit zurechtkommt, sollte die Bewässerung eher zurückhaltend erfolgen.

Seit Jahrhunderten wird der gemeine Andorn in der Volksmedizin als wertvolle Heilpflanze angesehen. In den Blättern sind Wirkstoffe wie Marrubiin, Bitterstoffe, Gerbstoffe und Flavonoide enthalten. Diese Bestandteile verleihen der Pflanze ihre medizinischen Eigenschaften. Historisch wurde Andorn eingesetzt, um Blähungen, Völlegefühl und Appetitlosigkeit zu lindern. Auch bei Erkältungen und Husten kann der gewöhnliche Andorn hilfreich sein.

In der Küche hat der Andorn ebenfalls seinen Platz. Die Blätter lassen sich frisch oder getrocknet als Gewürz nutzen, um Gerichten eine spezielle aromatische Note zu verleihen. Besonders in der

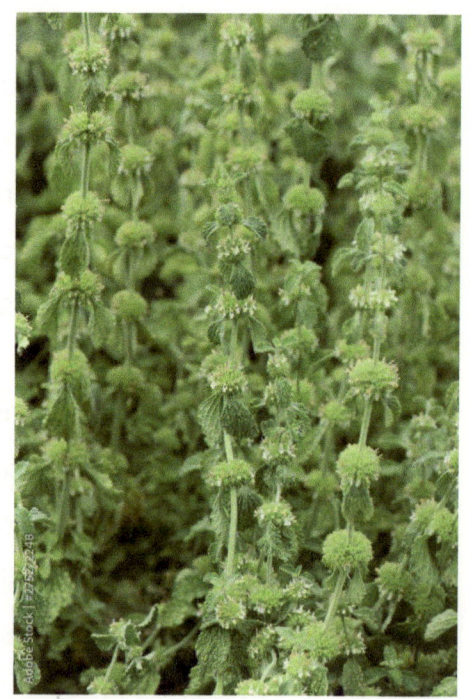
Andorn @iStock-Photos 1

mediterranen Küche wird Andorn gerne für verschiedene Fleisch- und Fischgerichte sowie für Suppen und Saucen eingesetzt.

Insgesamt hat Andorn das Potenzial nicht nur kulinarisch zu überzeugen, sondern auch die eigene Gesundheit zu fördern und zur Biodiversität beizutragen.[108]

Lavendel [109], auch bekannt als Lavandula angustifolia, wird in verschiedenen Regionen kultiviert. Diese Pflanze gehört zur Familie der Lippenblütler (Lamiaceae) und ist vor allem für ihren einzigartigen Duft berühmt. Seit Jahrhunderten findet Lavendel Anwendung in der Medizin, Kosmetik, Küche und im Haushalt.

In der Kosmetikbranche wird Lavendel wegen seiner beruhigenden und entzündungshemmenden Eigenschaften geschätzt. Lavendelöl findet sich in Hautpflegeprodukten wie Cremes, Lotionen und Seifen, um Hautreizungen zu lindern und zu beruhigen. Der Lavendelduft kommt auch in Parfüms und Duftkerzen zum Einsatz.[110]

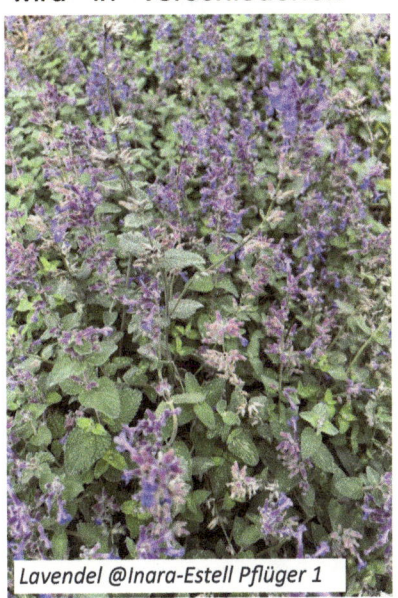

Lavendel @Inara-Estell Pflüger 1

---

[108] Titel: Die Ganze Welt der Kräuter; Autor: Readers Digest; Verlag: Das Beste GmbH; Erscheinungsjahr: 2013; Seiten: 13, 171

[109] Titel: Die Ganze Welt der Kräuter; Autor: Readers Digest; Verlag: Das Beste GmbH; Erscheinungsjahr: 2013; Seiten: 60, 61, 181

[110] Titel: Das verlorene Buch der Kräuterheilmittel; Autor: Nicole Apelian, Ph.D. & Claude Davis; Erscheinungsjahr: 2022; Seiten: 97, 98, 99

In der Küche, besonders in der französischen Gastronomie, hat Lavendel einen hohen Stellenwert. Die Blüten und Blätter des Lavendels verleihen vielen Gerichten ein unverwechselbares Aroma. Desserts wie Makronen oder Eiscreme beinhalten häufig Lavendel. In der mediterranen Küche wird Lavendel auch in Kräutermischungen für Fleisch- und Fischgerichte genutzt. Die duftenden Blätter und Blüten des Lavendels wirken gegen Motten und hinterlassen einen angenehmen Duft in Schränken und Schubladen.[111]

Lavendelöl wird in der Naturheilkunde aufgrund seiner beruhigenden Wirkung oft eingesetzt, um Schlaflosigkeit, Angstzustände und Stress zu bekämpfen. In der Aromatherapie kann Lavendel als ätherisches Öl verwendet werden, um Entspannung und Wohlbefinden zu fördern. Darüber hinaus hilft Lavendelöl bei der Linderung von Kopfschmerzen, Muskelverspannungen und fördert die Wundheilung.

Lavendelöl besitzt desinfizierende Eigenschaften und dient als natürlicher Haushaltsreiniger.[112]

Anis [113] (Pimpinella anisum) ist eine einjährige Pflanze, die zur Familie der Doldenblütler (Apiaceae) gehört und hauptsächlich wegen ihrer aromatischen Samen angebaut wird. Die typischen ätherischen Öle, die den einzigartigen Geschmack des

---

[111] Titel: Heilpflanzen als Hausmittel; Autor: Gerhardt Siegel; Verlag: Unipart Media GmbH, Offenbach; Erscheinungsjahr: 1966; Seiten: 56/57
[112] Titel: Die Kräuterbibel – Praktische Kräuterkunde für Garten und Gesundheit; Autor: Peter McHoy & Pamela Westland; Verlag: Könemann Verlagsgesellschaft GmbH; Erscheinungsjahr: 1994; Seiten: 54/55
[113] Titel: Die Kräuterbibel – Praktische Kräuterkunde für Garten und Gesundheit; Autor: Peter McHoy & Pamela Westland; Verlag: Könemann Verlagsgesellschaft GmbH; Erscheinungsjahr: 1994; Seiten: 80

Anis kreieren, stammen von diesen Samen. Seit der Antike findet Anis Verwendung als Gewürz, Heilmittel und zur Verfeinerung von Getränken in der Küche.

Diese aufrecht wachsende Pflanze erreicht eine Höhe von 45 bis 60 cm. Sie produziert schirmartige Dolden mit kleinen, weißen Blüten.

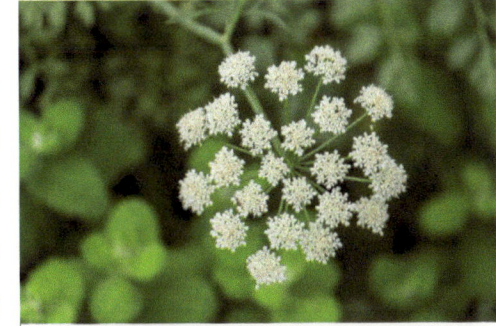
Anis @iStock-Photos 1

Die Anispflanze bevorzugt sonnige, luftige Standorte. Junge Pflanzen sind empfindlich und benötigen Schutz vor starkem Wind. Am besten erfolgt die Aussaat im Frühjahr. In milderen Klimazonen ist auch eine Pflanzung im Herbst möglich. Nach der Blüte werden die Pflanzen entfernt, um die reifen Samen zu ernten.

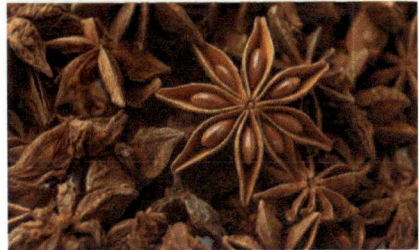
Anis @iStock-Photos 2

Anis findet in verschiedenen Bereichen wie der Medizin, im Haushalt und in der Küche Anwendung. Bei der Zubereitung von Getränken, Süßigkeiten und Backwaren hat Anis mit seinem intensiven Geschmack einen festen Platz. Anisblätter können als appetitliche Würze in Suppen, Salaten und vielen weiteren Gerichten eingesetzt werden. Oftmals wird er zur Linderung von Magen-Darm-Beschwerden sowie bei Husten und Erkältungen eingesetzt, da seine ätherischen Öle entzündungshemmende und beruhigende Wirkungen besitzen.[114]

[114] Titel: Die Ganze Welt der Kräuter; Autor: Readers Digest; Verlag: Das Beste GmbH; Erscheinungsjahr: 2013; Seiten: 14, 15

Rosmarin[115], botanisch als Rosmarinus officinalis bekannt, ist ein immergrünes Kraut, das mit kleinen blauen Blüten und aromatisch duftenden, nadelförmigen Blättern aufwartet. Ursprünglich aus dem Mittelmeerraum stammend, wird es heutzutage weltweit kultiviert, um die vielfältigen kulinarischen, medizinischen und dekorativen Vorteile zu nutzen.

Am besten gedeiht Rosmarin[116] in sandigen, gut durchlässigen Böden. Er braucht entweder volle Sonneneinstrahlung oder halbschattige Bedingungen, um optimal zu wachsen. Das Kraut ist trockenheitsresistent und gestaltet sich nach der Pflanzung als pflegeleicht. Obwohl Rosmarin auch durch Samen vermehrt werden kann, geschieht dies in der Regel häufiger über Stecklinge, die sich problemlos in gut durchlässiger Erde bewurzeln lassen.

Rosmarin @Inara-Estell Pflüger 1

Die Blätter des Rosmarins[117] finden in vielen Bereichen Verwendung. In der mediterranen Küche zählt Rosmarin zu den beliebten Kräutern, das gebratenem Fleisch, Gemüse und Brot einen intensiven

---

[115] Titel: Die Ganze Welt der Kräuter; Autor: Readers Digest; Verlag: Das Beste GmbH; Erscheinungsjahr: 2013; Seiten: 92, 93, 94
[116] Titel: Das verlorene Buch der Kräuterheilmittel; Autor: Nicole Apelian, Ph.D. & Claude Davis; Erscheinungsjahr: 2022; Seiten: 119/120
[117] Titel: Das verlorene Buch der Kräuterheilmittel; Autor: Nicole Apelian, Ph.D. & Claude Davis; Erscheinungsjahr: 2022; Seiten: 119/120

und aromatischen Geschmack verleiht. Ob frisch oder getrocknet, Rosmarin wird häufig eingesetzt und kann ebenfalls zur Aromatisierung von Ölen oder Essigen genutzt werden. Dank seiner anregenden und reinigenden Eigenschaften wird das ätherische Öl von Rosmarin in der Parfümerie, Aromatherapie und Hautpflege geschätzt.[118]

Über die kulinarischen und aromatischen Anwendungen hinaus hat Rosmarin eine lange Geschichte in der Medizin vorzuweisen. Es besitzt entzündungshemmende, antimikrobielle sowie antiseptische Eigenschaften und ist reich an Antioxidantien. Historisch betrachtet wurde Rosmarin zur Linderung von Verdauungsproblemen, Verbesserung von Gedächtnis und kognitiven Fähigkeiten sowie zur Förderung des Haarwachstums eingesetzt. Er regt die Durchblutung an und kann äußerlich angewendet werden, um Muskelschmerzen zu lindern und die Blutzirkulation zu fördern.

Thymian[119], wissenschaftlich bekannt als Thymus, gehört zur Familie der Lippenblütler (Lamiaceae) und ist in verschiedenen Arten auf der ganzen Welt verbreitet. Die

---

[118] Titel: Die Kräuterbibel – Praktische Kräuterkunde für Garten und Gesundheit; Autor: Peter McHoy & Pamela Westland; Verlag: Könemann Verlagsgesellschaft GmbH; Erscheinungsjahr: 1994; Seiten: 85
[119] Titel: Die Ganze Welt der Kräuter; Autor: Readers Digest; Verlag: Das Beste GmbH; Erscheinungsjahr: 2013; Seiten: 108/109

bekannteste Unterart, der Echte Thymian, Thymus vulgaris, wird wegen seiner aromatischen Blätter sowohl in der Küche als auch in der Naturheilkunde geschätzt.

Diese mehrjährige Pflanze kann eine Höhe von bis zu 30 Zentimetern erreichen. Die Blätter sind klein und schmal, oft mit einem feinen Haarbesatz. Die Blüten erscheinen in dichten, endständigen Ähren und es gibt sie in zahlreichen Farben – von strahlendem Weiß über zartes Rosa bis hin zu intensivem Violett. Thymian ist pflegeleicht und

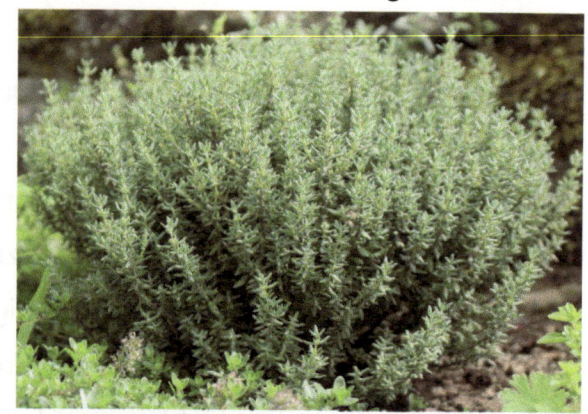

Thymian @Inara-Estell Pflüger 1

bevorzugt sonnige, gut durchlässige Standorte. [120] Durch seine vielseitigen Verwendungsmöglichkeiten ist Thymian eine beliebte Pflanze in der Gartenkultur. Er eignet sich ideal für Kräuterbeete, Balkone, Terrassen oder als dekorativer Bodendecker in Steingärten. Thymian bereichert den Garten, da er nützliche Insekten wie Bienen anzieht. [121]

---

[120] Titel: Die Kräuterbibel – Praktische Kräuterkunde für Garten und Gesundheit; Autor: Peter McHoy & Pamela Westland; Verlag: Könemann Verlagsgesellschaft GmbH; Erscheinungsjahr: 1994; Seiten: 102, 103, 104, 105, 106

[121] Titel: Die Kräuterbibel – Praktische Kräuterkunde für Garten und Gesundheit; Autor: Peter McHoy & Pamela Westland; Verlag: Könemann Verlagsgesellschaft GmbH; Erscheinungsjahr: 1994; Seiten: 102, 103, 104, 105, 106

In der Küche ist Thymian wegen seines kräftigen Aromas und würzigen Geschmacks ein beliebtes Gewürz. Ob frisch oder getrocknet, die Blätter verleihen Fleisch-, Fisch- und Gemüsegerichten eine besondere Note. Auch in Essigen, Kräuterölen und verschiedenen Mischungen findet Thymian Anwendung. In der Aromatherapie und Naturkosmetik wird er auf Grund seiner ätherischen Öle in Duftlampen, Massageölen und Kosmetika eingesetzt.[122]

Thymian hat auch heilende Eigenschaften bei verschiedenen Beschwerden. Die ätherischen Öle in den Blättern wirken krampflösend, entzündungshemmend und antibakteriell. Daher wurde Thymian traditionell zur Linderung von Husten, Bronchitis und Halsschmerzen eingesetzt. Zudem kann er äußerlich angewendet werden, um Hautirritationen wie Insektenstiche oder Akne zu behandeln.[123]

---

[122] Titel: Das verlorene Buch der Kräuterheilmittel; Autor: Nicole Apelian, Ph.D. & Claude Davis; Erscheinungsjahr: 2022; Seiten: 127/128

[123] Titel: Heilpflanzen als Hausmittel; Autor: Gerhardt Siegel; Verlag: Unipart Media GmbH, Offenbach; Erscheinungsjahr: 1966; Seiten: 84/85

Zitronenmelisse[124], wissenschaftlich bekannt als Melissa officinalis, ist eine duftende Pflanze aus der Familie der Lippenblütler (Lamiaceae), die wegen ihrer vielfältigen Verwendungsmöglichkeiten in der Küche, der Medizin sowie in der Kosmetik sehr geschätzt wird. Diese mehrjährige Pflanze wächst vor allem in Mitteleuropa an hellen und feuchten Orten. Ihre Blätter enthalten ätherische Öle, die ihr den frischen Duft von Zitronen verleihen.[125]

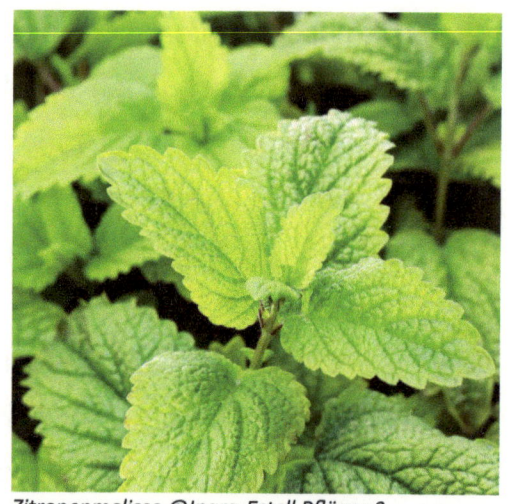

Zitronenmelisse @Inara-Estell Pflüger 2

In der Küche findet Zitronenmelisse häufig Verwendung, um erfrischende Tees, geschmackvolle Gerichte und Getränke zu kreieren. Da sie den Speisen eine angenehme Zitrusnote verleiht, sind ihre Blätter in Salaten, Suppen, Desserts und als Gewürz für Fischgerichte sehr gefragt. Zudem können die Blätter auch in Potpourris oder als natürliche Raumduftquelle eingesetzt werden. In der Kosmetik wird Zitronenmelisse[126] gerne zur Herstellung von Hautpflegeprodukten eingesetzt, weil sie eine beruhigende und entzündungshemmende Wirkung auf die Haut ausübt. Ihre natürlichen

---

[124] Titel: Die Ganze Welt der Kräuter; Autor: Readers Digest; Verlag: Das Beste GmbH; Erscheinungsjahr: 2013; Seiten: 119
[125] Titel: Das verlorene Buch der Kräuterheilmittel; Autor: Nicole Apelian, Ph.D. & Claude Davis; Erscheinungsjahr: 2022; Seiten: 143, 144, 145
[126] Titel: Heilpflanzen als Hausmittel; Autor: Gerhardt Siegel; Verlag: Unipart Media GmbH, Offenbach; Erscheinungsjahr: 1966; Seiten: 62/63

Inhaltsstoffe und ätherischen Öle können Hautirritationen reduzieren, die Haut entspannen und ihr ein frisches Aussehen verleihen.

Die Pflanze kann zur Linderung verschiedener Beschwerden wie Magen-Darm-Problemen, Schlafstörungen, Nervosität, Erkältungen, Kopfschmerzen, Verdauungsbeschwerden oder Menstruationsproblemen genutzt werden. Die ätherischen Öle der Blätter wirken krampflösend, beruhigend und entzündungshemmend.[127]

Beinwell[128], unter dem botanischen Namen Symphytum officinale bekannt, gehört zur Familie der Raublattgewächse (Boraginaceae) und ist in Europa, Nordafrika sowie in Teilen Asiens verbreitet. Diese Heilpflanze wird seit Jahrhunderten genutzt. Bereits im Mittelalter fand Beinwell Anwendung in der Naturheilkunde, vor allem bei Beschwerden des Bewegungsapparates. Beinwell hat in der Küche seinen festen Platz gefunden. Die zarten Blätter dieser Pflanze können verwendet werden, um Salate oder Gemüse zu verfeinern. Sie bieten eine große Menge an Mineralstoffen wie Kalium, Kalzium und Magnesium sowie Vitamine wie Vitamin C und K, die sie zu einer schmackhaften Zutat

---

[127] Titel: Das verlorene Buch der Kräuterheilmittel; Autor: Nicole Apelian, Ph.D. & Claude Davis; Erscheinungsjahr: 2022; Seiten: 143, 144, 145
[128] Titel: Die Kräuterbibel – Praktische Kräuterkunde für Garten und Gesundheit; Autor: Peter McHoy & Pamela Westland; Verlag: Könemann Verlagsgesellschaft GmbH; Erscheinungsjahr: 1994; Seiten: 98

machen. Auch Beinwellwurzeln lassen sich in verschiedenen Zubereitungen nutzen, etwa als Tee oder als Bestandteil von Likören.[129]

In der Haushaltsführung kann Beinwell als natürlicher Dünger eingesetzt werden. Ihre Nährstoffe wie Stickstoff, Phosphor und Kalium fördern das Pflanzenwachstum. Darüber hinaus kann die Pflanze als Kompostbeschleuniger wirken und so die Zersetzung organischer Materialien beschleunigen.

Die heilenden Eigenschaften von Beinwell [130] resultieren aus einer Vielzahl von Inhaltsstoffen. Dazu zählen Kieselsäure, Schleimstoffe, Gerbstoffe, Flavonoide und Pyrrolizidinalkaloide. Allantoin und andere Mittel zur Zellregeneration unterstützen die Wundheilung und wirken entzündungshemmend. Die Schleimstoffe helfen, die Haut zu beruhigen und bieten Schutz vor äußeren Einflüssen.

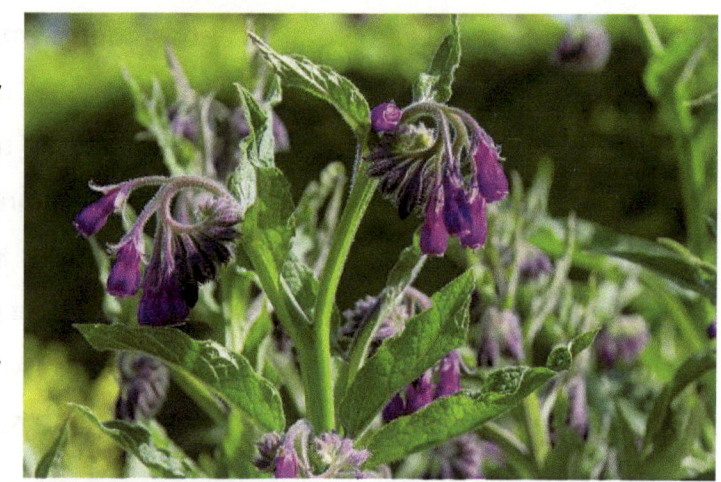

Beinwell @iStock-Photos 1

---

[129] Titel: Das verlorene Buch der Kräuterheilmittel; Autor: Nicole Apelian, Ph.D. & Claude Davis; Erscheinungsjahr: 2022; Seiten: 44/45
[130] Titel: Heilpflanzen als Hausmittel; Autor: Gerhardt Siegel; Verlag: Unipart Media GmbH, Offenbach; Erscheinungsjahr: 1966; Seiten: 24/25

In der Naturheilkunde wird Beinwell[131] überwiegend äußerlich eingesetzt. Aufgrund ihrer entzündungshemmenden und schmerzlindernden Eigenschaften wird die Pflanze häufig bei Prellungen, Verstauchungen, Gelenkschmerzen, Muskelverspannungen und Knochenbrüchen angewendet. Die Anwendung kann in Form von Umschlägen, Salben oder Tinkturen erfolgen. Beinwell fördert die Blutzirkulation, lindert Schmerzen und begünstigt die Heilung.

Weil Beinwell entzündungshemmende und regenerierende Eigenschaften aufweist, findet sich die Pflanze oft in Salben, Cremes und Lotionen. Sie eignet sich hervorragend zur Behandlung von Hautirritationen, Ekzemen, kleinen Wunden und Sonnenbrand. Als beliebter Inhaltsstoff in der Naturkosmetik sorgt Beinwell dafür, dass die Haut beruhigt wird, die Regeneration verletzter Gewebe unterstützt wird und eine entzündungshemmende Wirkung erzielt wird.[132]

Der Frauenmantel[133] (Alchemilla vulgaris) ist eine mehrjährige Pflanze aus der Familie der Rosengewächse. Diese Pflanze ist in Europa, Asien und Nordamerika verbreitet und wird häufig als Zierpflanze in Gärten genutzt. In dichten Büscheln entfalten sich kleine, gelbe Blüten, umgeben von attraktiven, gezackten Blättern.

---

[131] Titel: Das verlorene Buch der Kräuterheilmittel; Autor: Nicole Apelian, Ph.D. & Claude Davis; Erscheinungsjahr: 2022; Seiten: 44/45

[132] Titel: Heilpflanzen als Hausmittel; Autor: Gerhardt Siegel; Verlag: Unipart Media GmbH, Offenbach; Erscheinungsjahr: 1966; Seiten: 24/25

[133] Titel: Heilpflanzen als Hausmittel; Autor: Gerhardt Siegel; Verlag: Unipart Media GmbH, Offenbach; Erscheinungsjahr: 1966; Seiten: 34/35

Optimal gedeiht der Frauenmantel in fruchtbaren Lehmböden und bevorzugt einen sonnigen oder halbschattigen Standort. Dank seiner Winterhärte kann er auch in kühleren Klimazonen gut kultiviert werden.[134]

Um den Gemeinen Frauenmantel zu vermehren, gibt es verschiedene Methoden, das Teilen der Wurzeln im

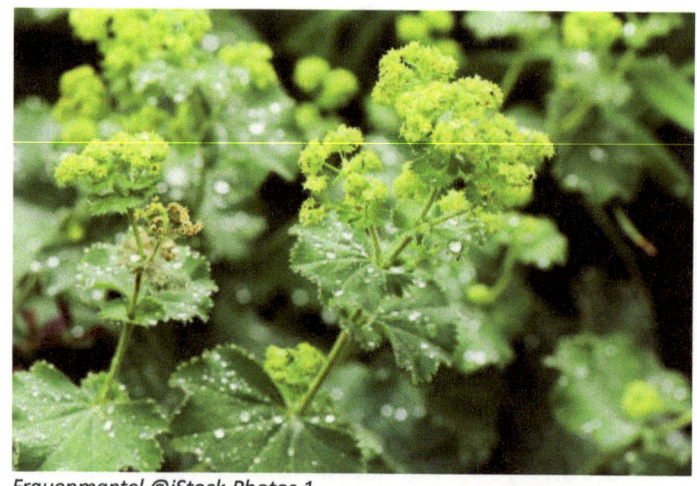

Frauenmantel @iStock-Photos 1

Frühling oder Herbst, oder die Aussaat von Samen im Frühling. Die Blätter des Frauenmantels kommen in der Kosmetikindustrie zum Einsatz, beispielsweise in Gesichtswässern, Cremes und Lotionen, um die Haut zu beruhigen und zu straffen. Sie sind reich an bioaktiven Substanzen wie Flavonoiden, Tanninen und ätherischen Ölen. Diese Inhaltsstoffe verstärken die adstringierenden sowie entzündungshemmenden Effekte der Blätter. Daher wird der Frauenmantel in der traditionellen Medizin oft zur Linderung von Menstruationsbeschwerden, Magen-Darm-Problemen und Hauterkrankungen eingesetzt. [135]

---

[134] Titel: Die Kräuterbibel – Praktische Kräuterkunde für Garten und Gesundheit; Autor: Peter McHoy & Pamela Westland; Verlag: Könemann Verlagsgesellschaft GmbH; Erscheinungsjahr: 1994; Seiten: 18
[135] Titel: Die Kräuterbibel – Praktische Kräuterkunde für Garten und Gesundheit; Autor: Peter McHoy & Pamela Westland; Verlag: Könemann Verlagsgesellschaft GmbH; Erscheinungsjahr: 1994; Seiten: 18

Die duftende Pflanze Fenchel[136] (Foeniculum vulgare), die in gemäßigten Klimazonen auf der ganzen Welt vorkommt, gehört zur Familie der Doldenblütler. Zu den zwei Hauptarten des Fenchels zählen der Wildfenchel (Foeniculum vulgare subsp.) und der Gewürzfenchel. Beide Varianten sind beliebt, sowohl in der Küche als auch in der Heilkunde.

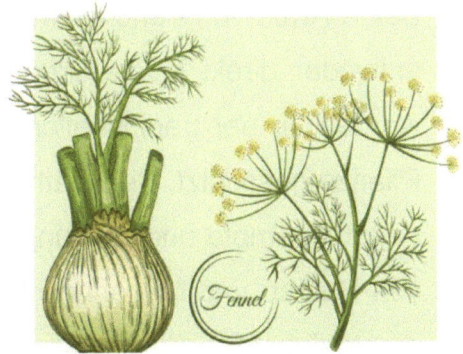
Fenchel @iStock-Photos 1

Wildfenchel ist eine mehrjährige Pflanze, die eine Höhe von bis zu zwei Metern erreichen kann. Ihre Blätter sind feingliedrig gefiedert, und in den Dolden findet man kleine gelbe Blüten. Diese Pflanze übersteht in der Regel den Winter und wächst gut in trockenen, sonnigen Gebieten. In der Küche kommen die Blätter und Samen des Wildfenchels als Gewürz zum Einsatz, sie verleihen Gerichten ein aromatisches und leicht süßliches Aroma.[137]

Im Gegensatz dazu ist Gewürzfenchel eine einjährige Pflanze, die hauptsächlich wegen ihrer dicken, knollenartigen Stängel kultiviert wird, die als Gemüse genossen werden. Gewürzfenchel benötigt viel Sonnenlicht und einen gut durchlässigen Boden,

[136] Titel: Die Kräuterbibel – Praktische Kräuterkunde für Garten und Gesundheit; Autor: Peter McHoy & Pamela Westland; Verlag: Könemann Verlagsgesellschaft GmbH; Erscheinungsjahr: 1994; Seiten: 46
[137] Titel: Heilpflanzen als Hausmittel; Autor: Gerhardt Siegel; Verlag: Unipart Media GmbH, Offenbach; Erscheinungsjahr: 1966; Seiten: 32/33

um optimal zu gedeihen. Er wird vor allem im Mittelmeerraum angebaut und findet häufig Verwendung in mediterranen Speisen.[138]

Beide Arten von Fenchel lassen sich durch Aussaat vermehren. Die Samen können entweder direkt in die Erde gesät oder zuvor in einem Freilandbeet angewurzelt werden. In der traditionellen Medizin wird Fenchel seit Jahrhunderten als heilende Pflanze geschätzt. Seine ätherischen Öle beruhigen den Verdauungstrakt und helfen gegen Krämpfe und Blähungen. Fencheltee findet häufig Anwendung zur Linderung von Husten und Magenbeschwerden. Aber auch stillenden Müttern wird Fencheltee empfohlen.[139]

Die mehrjährige Pflanze Wermut[140] (Artemisia absinthium) gehört zur Familie der Korbblütler. Ursprünglich stammt diese Pflanze aus Europa und einigen asiatischen Regionen und wird wegen ihrer medizinischen sowie aromatischen Eigenschaften geschätzt. Wermut zeichnet sich durch seine silbergrauen Blätter und gelbgrünen Blüten aus, die sein charakteristisches Erscheinungsbild prägen. Diese Pflanze ist für ihre Anpassungsfähigkeit und Widerstandsfähigkeit bekannt und fühlt sich besonders

---

[138] Titel: Das verlorene Buch der Kräuterheilmittel; Autor: Nicole Apelian, Ph.D. & Claude Davis; Erscheinungsjahr: 2022; Seiten: 64/65
[139] Titel: Die Ganze Welt der Kräuter; Autor: Readers Digest; Verlag: Das Beste GmbH; Erscheinungsjahr: 2013; Seiten: 40
[140] Titel: Heilpflanzen als Hausmittel; Autor: Gerhardt Siegel; Verlag: Unipart Media GmbH, Offenbach; Erscheinungsjahr: 1966; Seiten: 92/93

wohl auf trockenen, steinigen Böden. Wermut wird in der Küche und in der Getränkeindustrie hochgeschätzt. Die Pflanze wird zur Herstellung aromatischer Liköre und bitterer Getränke wie Absinth verwendet.[141]

Wermut findet aufgrund seiner insektenabweisenden Eigenschaften auch Anwendung in der Kosmetikindustrie, wo er als Insektenschutzmittel genutzt wird. Dank seiner ätherischen Öle und Bitterstoffe stellt Wermut eine natürliche Alternative zu chemischen Insektenschutzmitteln dar. Seit Jahrhunderten wird Wermut in der traditionellen Medizin aufgrund seiner verdauungsfördernden und entzündungshemmenden Wirkungen eingesetzt. Zwei der vielen bioaktiven Verbindungen in der Pflanze sind Absinthin und Anabsinthin. Diese bitteren Substanzen fördern die Verdauung und steigern gleichzeitig die Produktion von Verdauungssäften. In der Naturheilkunde wird Wermut zudem als Mittel gegen Parasiten und zur Unterstützung des Immunsystems

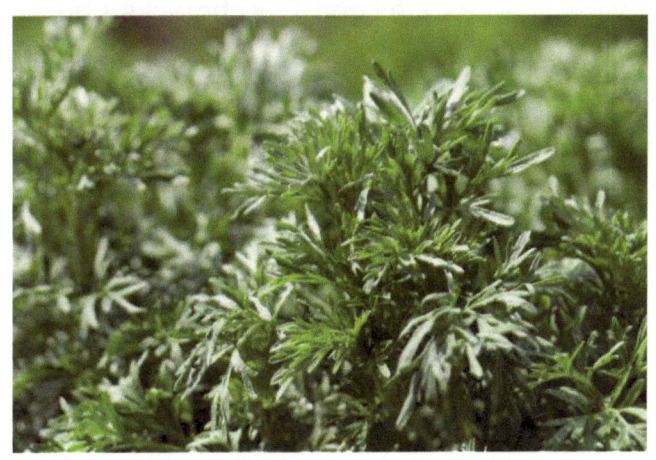

Wermut @iStock-Photos 1

---

[141] Titel: Die Kräuterbibel – Praktische Kräuterkunde für Garten und Gesundheit; Autor: Peter McHoy & Pamela Westland; Verlag: Könemann Verlagsgesellschaft GmbH; Erscheinungsjahr: 1994; Seiten: 31

eingesetzt. Studien zeigen, dass die bioaktiven Bestandteile von Wermut das Potenzial haben, sowohl Bakterien als auch Parasiten im Körper zu bekämpfen.[142]

Oregano [143] ist eine aromatische Pflanze, die zur Familie der Lippenblütler (Lamiaceae) gehört und sowohl für ihre heilenden Eigenschaften als auch als Küchenkraut geschätzt wird. Die botanische Bezeichnung der Pflanze lautet Origanum vulgare. Oregano[144] ist in vielen Teilen der Welt verbreitet und wird wegen seines kräftigen Geschmacks und des angenehmen Aromas hoch angesehen.

Der Anbau von Oregano ist unkompliziert. Die Pflanze zeigt sich wenig empfindlich gegenüber Trockenheit und bevorzugt einen sonnigen, gut durchlässigen

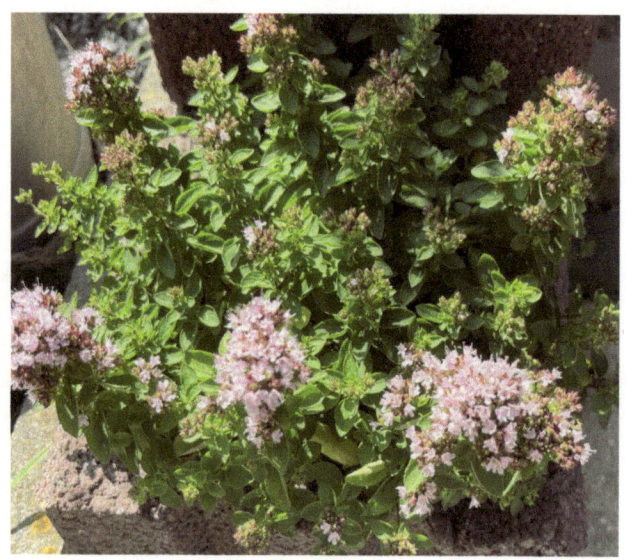

Oregano @Inara-Estell Pflüger 1

Standort. Oregano kann durch Stecklinge, Teilung oder aus Samen vermehrt werden.

---

[142] Titel: Das verlorene Buch der Kräuterheilmittel; Autor: Nicole Apelian, Ph.D. & Claude Davis; Erscheinungsjahr: 2022; Seiten: 201/202
[143] Titel: Das verlorene Buch der Kräuterheilmittel; Autor: Nicole Apelian, Ph.D. & Claude Davis; Erscheinungsjahr: 2022; Seiten: 111/112
[144] Titel: Die Ganze Welt der Kräuter; Autor: Readers Digest; Verlag: Das Beste GmbH; Erscheinungsjahr: 2013; Seiten: 70/71

Regelmäßige Ernte ist wichtig, um die Pflanze buschig und kompakt zu halten. Das Schneiden der Blüten hilft, die Samenbildung zu verhindern und die Blattproduktion zu fördern.[145]

In der Küche wird Oregano[146] häufig als Würze eingesetzt. Egal ob frisch oder getrocknet, die Blätter sorgen für einen würzigen Geschmack in unterschiedlichen Gerichten. Darüber hinaus wird Oregano in der traditionellen Medizin wegen seiner entzündungshemmenden, antibakteriellen und antioxidativen Eigenschaften geschätzt. Zu den chemischen Verbindungen, die den typischen Geruch und Geschmack von Oregano prägen, gehören ätherische Öle wie Carvacrol, Thymol und Linalool. Wegen ihrer antimikrobiellen Wirkung können diese Substanzen dazu beitragen, Krankheitserreger abzuwehren und das Wohlbefinden zu fördern. Oregano hat positive Auswirkungen auf die Verdauung, stärkt das Immunsystem und hilft, Entzündungen zu bekämpfen. Außerdem wird er als Hausmittel gegen Husten und Erkältungen eingesetzt.

---

[145] Titel: Das verlorene Buch der Kräuterheilmittel; Autor: Nicole Apelian, Ph.D. & Claude Davis; Erscheinungsjahr: 2022; Seiten: 111/112
[146] Titel: Die Kräuterbibel – Praktische Kräuterkunde für Garten und Gesundheit; Autor: Peter McHoy & Pamela Westland; Verlag: Könemann Verlagsgesellschaft GmbH; Erscheinungsjahr: 1994; Seiten: 74

Petroselinum crispum, allgemein bekannt als Petersilie[147], ist eine krautige Pflanze, die zur Familie der Doldenblütler (Apiaceae) gehört und weltweit für ihre kulinarischen sowie heilenden Eigenschaften geschätzt wird. Als mehrjährige Pflanze kann Petersilie eine Höhe von bis zu 70 cm erreichen. Ihre Blätter sind doppelt gefiedert und verbreiten einen intensiven Duft.[148]

Dank ihrer entzündungshemmenden und antibakteriellen Eigenschaften findet Petersilie häufig in der Kosmetikbranche Anwendung, insbesondere in Hautpflegeprodukten. die ätherischen Öle der Petersilie sowie Flavonoide wirken beruhigend und helfen, Hautirritationen zu lindern. Aufgrund des hohen Gehalts an Vitamin C und Vitamin K wird Petersilie auch oft genutzt, um Pigmentflecken aufzuhellen sowie das Hautbild zu verbessern.[149]

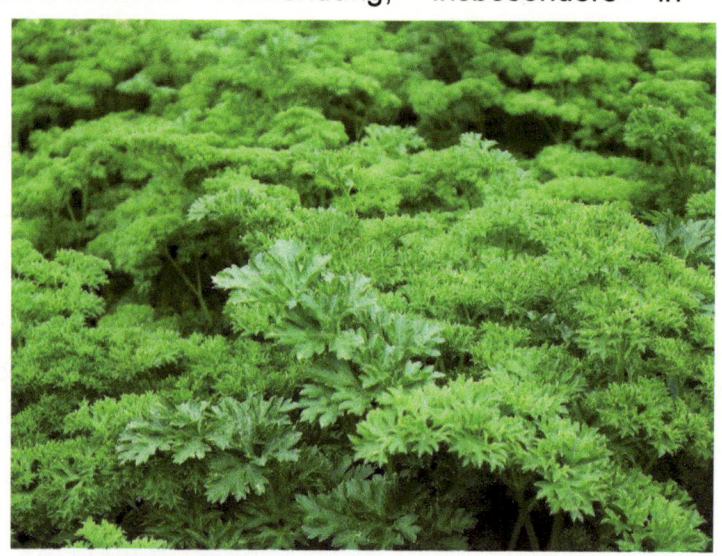

Petersilie @iStock-Photos 1

---

[147] Titel: Die Kräuterbibel – Praktische Kräuterkunde für Garten und Gesundheit; Autor: Peter McHoy & Pamela Westland; Verlag: Könemann Verlagsgesellschaft GmbH; Erscheinungsjahr: 1994; Seiten: 78/79

[148] Titel: Die Ganze Welt der Kräuter; Autor: Readers Digest; Verlag: Das Beste GmbH; Erscheinungsjahr: 2013; Seiten: 81

[149] Titel: Die Ganze Welt der Kräuter; Autor: Readers Digest; Verlag: Das Beste GmbH; Erscheinungsjahr: 2013; Seiten: 81

In der Küche ist Petersilie ein weit verbreitetes Gewürz, das in zahlreichen Rezepten Verwendung findet. Frische Blätter dienen häufig als garnierende Zutat in Suppen, Salaten und Saucen, während getrocknete Petersilie Fleischgerichten, Eintöpfen und Pasta eine besondere Note verleiht. Die würzigen und leicht süßlichen Wurzeln der Knollenpetersilie können geschält, gekocht und als Gemüsebeilage zubereitet werden. Seit Jahrhunderten wird Petersilie in der traditionellen Medizin zur Behandlung verschiedener Beschwerden eingesetzt. Aufgrund ihrer entzündungshemmenden Wirkung ist sie ein geschätztes Hausmittel zur Linderung von Blasenentzündungen sowie anderen entzündlichen Erkrankungen des Harntrakts. Darüber hinaus wird Petersilie wegen ihres hohen Gehalts an ätherischen Ölen und bitteren Stoffen oft zur Verbesserung der Verdauung und zur Linderung von Verdauungsproblemen eingesetzt.[150]

Ingwer[151] (Zingiber officinale) ist seit Jahrtausenden ein geschätztes Gewürz, eine Heilpflanze und ein beliebtes Nahrungsergänzungsmittel. Ursprünglich kommt Ingwer aus Südostasien, hat aber mittlerweile in zahlreichen tropischen und subtropischen Regionen Einzug gehalten. Der Geschmack des Ingwers wird durch die enthaltenen Gingerole und Shogaole geprägt. In der Küche hat Ingwer seinen festen Platz. Er

---

[150] Titel: Die Kräuterbibel – Praktische Kräuterkunde für Garten und Gesundheit; Autor: Peter McHoy & Pamela Westland; Verlag: Könemann Verlagsgesellschaft GmbH; Erscheinungsjahr: 1994; Seiten: 78/79
[151] Titel: Die Ganze Welt der Kräuter; Autor: Readers Digest; Verlag: Das Beste GmbH; Erscheinungsjahr: 2013; Seiten: 49, 175, 195, 206

eignet sich sowohl für süße als auch für herzhafte Gerichte und verleiht vielen Speisen eine besondere Note. Häufig wird Ingwer in Currys, Suppen, Eintöpfen, Gebäck und Getränken verwendet.

In der Medizin wird Ingwer häufig zur Linderung von Verdauungsproblemen, Übelkeit, Erbrechen und Entzündungen eingesetzt. Er kann hilfreich sein bei Schwangerschaftsübelkeit, Reisekrankheit und nach Operationen zur Senkung des Entzündungsrisikos.

Darüber hinaus findet Ingwer Anwendung bei Erkältungen, Arthritis,

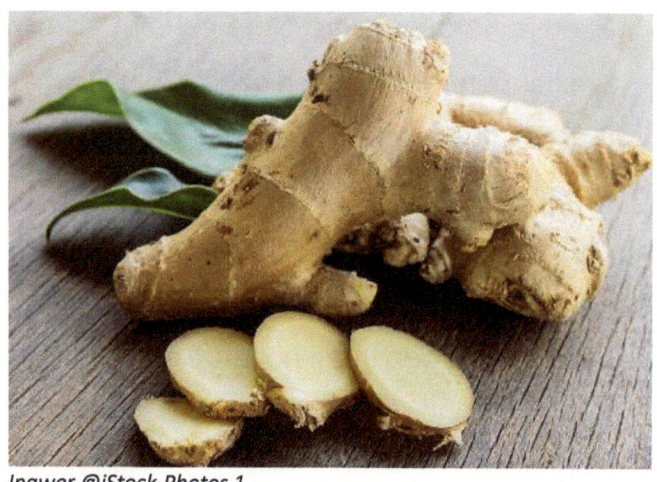

Ingwer @iStock-Photos 1

Muskelschmerzen und Menstruationsbeschwerden. Er trägt zur Schmerzlinderung und Bekämpfung von Entzündungen bei. Ingwer ist oft in Form von Tee, Kapseln, Tinkturen oder frisch gerieben zu finden.

Diese vielseitige Gewürzpflanze ist weltweit sehr beliebt. Bei einer langfristigen Einnahme großer Mengen Ingwer können allerdings Magenbeschwerden auftreten.[152]

---

[152] Titel: Die Ganze Welt der Kräuter; Autor: Readers Digest; Verlag: Das Beste GmbH; Erscheinungsjahr: 2013; Seiten: 49, 175, 195, 206

Es gibt noch viele andere Heilkräuter und -wurzeln auf der ganzen Welt, deren Vorteile seit Jahrhunderten bekannt sind und die heute zunehmend auch wissenschaftlich untersucht werden.

5.2 Wirkstoffe in Heilkräutern

Die Wirkstoffe in Heilpflanzen sind vielfältig und können, abhängig von der Pflanzenart und deren Zusammensetzung, verschiedene therapeutische Effekte erzeugen. Dabei lassen sich unterschiedliche Wirkstoffgruppen ausmachen, die in Heilpflanzen vorhanden und für deren medizinische Wirkung verantwortlich sind.[153]

Schleimstoffe sind komplexe Verbindungen, die in zahlreichen Pflanzen vorkommen und viele gesundheitliche Vorteile bieten. Der natürliche Zucker (Polysaccharid) bindet Proteine und hat die Fähigkeit, Wasser zu speichern. Dies führt zur Bildung von schleimigen Kolloiden und Gelen (Hydrokolloide), die als schützende Substanzen fungieren. Die medizinische Wirksamkeit ihrer schleimigen, viskosen Konsistenz ist gut belegt.

---

[153] Titel: Die Ganze Welt der Kräuter; Autor: Readers Digest; Verlag: Das Beste GmbH; Erscheinungsjahr: 2013; Seiten: 154/155

Bereits seit Jahrtausenden kommen Schleimstoffe in der Naturheilkunde zur Behandlung zahlreicher Beschwerden zum Einsatz. Die Eibischwurzel stellt eine geschätzte Quelle für Schleimstoffe dar. Diese besitzt entzündungshemmende und beruhigende Eigenschaften. Oftmals wird Eibisch verwendet, um Husten, Halsschmerzen und Magenbeschwerden zu lindern.

Leinsamen enthalten ebenfalls Schleimstoffe, die eine schützende Schicht im Magen-Darm-Trakt bilden. Dies kann besonders bei Magen- und Darmproblemen wie Morbus Crohn von Nutzen sein.

Die Malve enthält zahlreiche Schleimstoffe und wird traditionell zur Behandlung von Entzündungen im Mund- und Rachenbereich eingesetzt. Isländische Moose finden Verwendung bei der Behandlung von Husten und Heiserkeit.

Quittenkerne kommen oft zur Linderung von Hautproblemen wie Ekzemen und Juckreiz zum Einsatz. Mit Quittenöl wird die Haut beruhigt und die Feuchtigkeit bewahrt.[154]

Einige Personen könnten bei der Anwendung und Einnahme bestimmter Schleimstoffe allergische Reaktionen zeigen. Es ist daher ratsam, sich vor der Einnahme von pflanzlichen Arzneimitteln mit hohem Schleimgehalt von einem Arzt oder Therapeuten beraten zu lassen, um mögliche Nebenwirkungen zu vermeiden.

---

[154] Titel: Die BLV-Enzyklopädie der Heilpflanzen: Über 550 Heilkräuter, ihre medizinische Wirkung und Anwendung; Autor: Andrew Chevallier; Seiten: 14, 15, 16, 17

Phenole sind organische Verbindungen, die eine oder mehrere Hydroxylgruppen enthalten und in zahlreichen Pflanzen vorkommen. Sie sind bekannt für ihre positiven gesundheitlichen Eigenschaften. Auch für den typischen Geschmack und Duft sowie die medizinischen Wirkungen vieler Heilpflanzen sind diese Verbindungen verantwortlich.[155]

Ein Beispiel ist Thymian, der viele dieser Verbindungen enthält, wie Thymol, Carvacrol und Eugenol. Diese Stoffe wirken entzündungshemmend, antibakteriell und entspannend. Thymol und Carvacrol zeigen besonders gute Ergebnisse gegen diverse Bakterien- und Pilzarten, weshalb Thymian oft als wirksames Mittel gegen Infektionen eingesetzt wird.

Wissenschaftliche Studien haben gezeigt, dass Phenole antioxidative Eigenschaften besitzen und das Immunsystem stärken können. Sie könnten dabei helfen, das Risiko chronischer Krankheiten wie Krebs und Herz-Kreislauferkrankungen zu verringern.

Darüber hinaus finden Phenole Anwendung bei der Behandlung von Akne, Hautinfektionen und Juckreiz. Ihre entzündungshemmenden Eigenschaften können dazu beitragen, Entzündungen zu reduzieren und die Durchblutung von Narben zu verbessern.

---

[155] Titel: Die Ganze Welt der Kräuter; Autor: Readers Digest; Verlag: Das Beste GmbH; Erscheinungsjahr: 2013; Seiten: 154/155

Gerbstoffe sind ebenfalls bioaktive Verbindungen, die in vielen Pflanzen vorkommen und für ihre adstringierenden Eigenschaften bekannt sind. Diese Verbindungen sind in der Lage, Proteine zu binden und zu zerstören, was zu entzündungshemmenden, desinfizierenden und wundheilenden Effekten führen kann. Catechin ist ein Beispiel für eine solche Verbindung, die in der Gerberakazie vorhanden ist.[156]

Die Gerberakazie spielt nicht nur in der Medizin eine Rolle, sondern auch in der Lederherstellung. Die Gerbstoffe in ihrer Rinde ermöglichen es, tierische Proteine zu binden und zu konservieren. Bei der Herstellung von Lederprodukten ist der Gerbungsprozess entscheidend und hat auch wirtschaftliche Bedeutung für die Gerberakazie.

Gerbstoffe weisen nicht nur adstringierende, sondern auch antioxidative Wirkungen auf. Studien haben gezeigt, dass diese Verbindungen vor freien Radikalen schützen können. Sie sind auch an der Entwicklung neuer Medikamente und Produkte zur Gesundheitsförderung beteiligt.[157]

Cumarine sind eine Gruppe von aromatischen Verbindungen, die als sekundäre Metaboliten in zahlreichen Pflanzen vorkommen. Sie zählen zu den Benzopyronen und

---

[156] Titel: Die BLV-Enzyklopädie der Heilpflanzen: Über 550 Heilkräuter, ihre medizinische Wirkung und Anwendung; Autor: Andrew Chevallier; Seiten: 14, 15, 16, 17

[157] Titel: Die Ganze Welt der Kräuter; Autor: Readers Digest; Verlag: Das Beste GmbH; Erscheinungsjahr: 2013; Seiten: 154/155

besitzen ein charakteristisches Aroma. In der Pflanzenphysiologie erfüllen Cumarine eine bedeutende Funktion, da sie als Abwehrmechanismen gegen Pathogene und Fressfeinde dienen. Eine der am häufigsten bekannten Eigenschaften der Cumarine ist ihre blutverdünnende Wirkung. Sie sind in der Lage, die Bildung von Thrombozytenaggregaten zu hemmen und beeinflussen die Funktion von Gerinnungsfaktoren. Dies macht sie zu Verbindungen, die möglicherweise bei der Vorbeugung und Behandlung von Blutgerinnseln, die Herzinfarkte und Schlaganfälle verursachen, nützlich sein könnten. Hohe Dosen von Cumarinen können jedoch zu Blutungen führen, weshalb auch Wechselwirkungen mit anderen Medikamenten im Körper beachtet werden sollten. Eine weitere interessante biologischen Aktivität von Cumarinen [158] ist ihre entzündungshemmende Wirkung. Sie sind durchaus vielversprechende Kandidaten für die Behandlung entzündlicher Erkrankungen wie Arthritis, da sie die Freisetzung von entzündungsfördernden Stoffen wie Prostaglandinen und Leukotrienen inhibieren können. Aufgrund ihrer antimikrobiellen Eigenschaften könnten Cumarine auch ein effektives Mittel gegen Bakterien- und Pilzinfektionen darstellen. Khellin, ein Bestandteil der Pflanze Ammi visnagam, die allgemein als Bischhofskraut bekannt ist, ist ein reizvolles Beispiel für den medizinischen Einsatz von Cumarinen. Khellin wird als stark wirkendes Muskelrelaxans zur Asthmabehandlung eingesetzt, indem es die Bronchien von

---

[158] Titel: Die BLV-Enzyklopädie der Heilpflanzen: Über 550 Heilkräuter, ihre medizinische Wirkung und Anwendung; Autor: Andrew Chevallier; Seiten: 14, 15, 16, 17

Asthmatikern erweitert und entspannt. Eine weitere Quelle für Cumarine, insbesondere Furancumarine, sind die Samen von Sellerie. Die Kosmetikindustrie nutzt diese Verbindungen, um Sonnenschutzmittel herzustellen, da sie in der Lage sind, ultraviolette Strahlung zu absorbieren und die Haut vor Sonnenschäden zu bewahren. Selleriesamenöl findet ebenfalls Anwendung in der Aromatherapie, um Entspannung zu fördern und Stress abzubauen.

Cumarine können in hohen Dosen gefährlich sein und Leberschäden verursachen. Daher sollten sie nur nach Rücksprache mit einem Arzt und gemäß genauem Einnahmeschema verwendet werden. Insgesamt stellt sich heraus, dass Cumarine aufgrund ihrer vielfältigen biologischen Aktivitäten und ihres Potenzials in der Medizin ein spannendes Forschungsfeld für die Zukunft darstellen.[159]

Anthrachinone sind organische Moleküle, die in zahlreichen Pflanzen vorkommen, insbesondere im Medizinrhabarber (Rheum palmatum). Aufgrund ihrer abführenden Eigenschaften finden diese Verbindungen häufig Anwendung bei Verstopfung. Die abführende Wirkung von Anthrachinonen beruht auf der Stimulation der Kontraktionen der Darmwand. Dadurch wird die Ausscheidung verbessert und der Stuhl kann schneller durch den Darm bewegt werden. Darüber hinaus besitzen Anthrachinone antioxidative Eigenschaften. Studien haben gezeigt, dass sie

---

[159] Titel: Die Ganze Welt der Kräuter; Autor: Readers Digest; Verlag: Das Beste GmbH; Erscheinungsjahr: 2013; Seiten: 154/155

in der Lage sind, freie Radikale zu neutralisieren und somit Zellschäden zu verhindern. Diese Eigenschaften können auch entzündliche Prozesse im Darm reduzieren, wodurch die allgemeine Gesundheit des Verdauungssystems gefördert wird. Obwohl Anthrachinone effektiv gegen Verstopfung wirken, sollte man bei der Einnahme auf eine angemessene Dosierung achten, da eine zu hohe Menge Nebenwirkungen wie Bauchschmerzen, Krämpfe und Störungen im Elektrolythaushalt verursachen kann. Daher ist es ratsam, diese Verbindungen nur unter ärztlicher Aufsicht und in der empfohlenen Dosis einzunehmen.[160]

Durch ihre abführenden und antioxidativen Eigenschaften sind Anthrachinone eine wichtige Substanz in der Medizin. Sie können zur Behandlung von Verdauungsproblemen sowie anderen Erkrankungen eingesetzt werden. Künftige Forschungen könnten dazu beitragen, das gesamte Potenzial dieser Verbindungen zu entdecken und ihre therapeutischen Anwendungen genauer zu beleuchten.

Flavonoide[161] sind in vielen Pflanzen als Farbstoffe in den Blüten anzutreffen und stehen im Ruf, zahlreiche gesundheitliche Vorteile mit sich zu bringen. Als sekundäre Pflanzenstoffe zählen sie zu den Polyphenolen und zeichnen sich durch ihre

---

[160] Titel: Die BLV-Enzyklopädie der Heilpflanzen: Über 550 Heilkräuter, ihre medizinische Wirkung und Anwendung; Autor: Andrew Chevallier; Seiten: 14, 15, 16, 17

[161] Titel: Die Ganze Welt der Kräuter; Autor: Readers Digest; Verlag: Das Beste GmbH; Erscheinungsjahr: 2013; Seiten: 154/155

antioxidativen, entzündungshemmenden und neuroprotektiven Eigenschaften aus. Besonders hervorzuheben ist ihre Fähigkeit, als Antioxidantien zu agieren. Sie können freie Radikale beseitigen, die durch oxidative Prozesse im Körper entstehen und Zellen schädigen können. Flavonoide tragen dazu bei, das Risiko für Krebs, Herz-Kreislauf-Erkrankungen und Diabetes zu senken und helfen, vorzeitigen Alterungsprozessen durch die Minderung von oxidativem Stress entgegenzuwirken. Zudem können sie entzündungsbedingte Erkrankungen wie Arthritis, Asthma und entzündliche Darmerkrankungen lindern. Besonders faszinierend sind flavonoide Verbindungen aufgrund ihrer neuroprotektiven Eigenschaften. Studien legen nahe, dass diese Substanzen das Potenzial haben, die Gehirngesundheit zu fördern und gleichzeitig das Risiko für neurodegenerative Erkrankungen wie Alzheimer und Parkinson zu reduzieren. Sie unterstützen die kognitive Gesundheit, indem sie die Stimmung positiv beeinflussen, das Gedächtnis stärken und die Gehirnfunktion verbessern. Beispiele für Nahrungsmittel, die reich an Flavonoiden sind, umfassen Obst (wie Beeren, Äpfel und Zitrusfrüchte), Gemüse (wie Spinat, Brokkoli und Zwiebeln), Tee (darunter grüner und schwarzer Tee), Rotwein und dunkle Schokolade. In Rosskastanie, Brennessel, Mariendistel, Kamille und vielen weiteren Heilkräutern sind Flavonoide enthalten.

Zusammenfassend zeigen Forschungsarbeiten, dass Flavonoide, dank ihrer antioxidativen, entzündungshemmenden und neuroprotektiven Eigenschaften, einen wesentlichen Beitrag zur Gesundheit leisten können.

Anthocyane[162] sind eine Gruppe von Pflanzenfarbstoffen, die zu den Flavonoiden zählen. Sie verleihen vielen Früchten, Gemüse und Blumen unterschiedliche Farben wie Rot, Violett, Blau und Dunkelviolett. Neben ihrer wichtigen Funktion bei der Pigmentierung von Pflanzen sind Anthocyane auch für ihre positiven Effekte auf die Gesundheit bekannt.

Beerenfrüchte wie Brombeeren, Heidelbeeren, Himbeeren und schwarze Johannisbeeren zählen zu den reichhaltigsten Quellen von Anthocyanen. Diese Beeren sind reich mit Antioxidantien und zahlreichen Anthocyanen.

Wissenschaftliche Studien belegen, dass Anthocyane eine bedeutende Rolle in der Gesundheitsförderung und Krankheitsprävention spielen. Dank ihrer antioxidativen, entzündungshemmenden und zellschützenden Eigenschaften gelten sie als vielversprechende Wirkstoffe in der Phytotherapie. Um die gesundheitlichen Vorteile dieser natürlichen Verbindungen zu nutzen, ist es wichtig, sich ausgewogen zu ernähren und eine Vielzahl an anthocyanreichen Lebensmitteln in den Speiseplan einzubauen.[163]

Glucosinolate sind Bestandteile von Bioaktivstoffen, die in vielen Pflanzen der Familie der Kreuzblütler, wie etwa Rettich und Radieschen, vorkommen. Diese Verbindungen

---

[162] Titel: Die BLV-Enzyklopädie der Heilpflanzen: Über 550 Heilkräuter, ihre medizinische Wirkung und Anwendung; Autor: Andrew Chevallier; Seiten: 14, 15, 16, 17
[163] Titel: Die Ganze Welt der Kräuter; Autor: Readers Digest; Verlag: Das Beste GmbH; Erscheinungsjahr: 2013; Seiten: 154/155

wirken als Abwehrstoffe gegen Schädlinge und Krankheiten, indem sie einen starken Geruch erzeugen, der viele Insekten und Tiere fernhält. Für den Menschen sind Glucosinolate ebenfalls von Bedeutung, da sie potenzielle gesundheitliche Vorteile bieten.

Das Enzym Myrosinase, welches von den Glucosinolat-enthaltenen Pflanzen selbst produziert wird, wandelt Glucosinolate in Isothiocyanate um. Diese Isothiocyanate wirken entzündungshemmend und antioxidativ. Sie haben die Fähigkeit, den Körper zu entgiften, krebserregende Stoffe zu neutralisieren und das Wachstum von Tumoren zu hemmen, was durch zahlreiche Studien belegt wurde. Außerdem können sie die Leberfunktion unterstützen, den Blutzuckerspiegel regulieren und die Verdauung fördern. Es ist jedoch wichtig zu beachten, dass Glucosinolate auch Nebenwirkungen haben können. So können sie die Schilddrüsenfunktion beeinträchtigen und Hautreizungen verursachen, wenn sie äußerlich aufgetragen werden. Daher sollte die isolierte Einnahme immer in Absprache mit einem Arzt oder Fachmann erfolgen.[164]

Bitterstoffe sind spezielle chemische Verbindungen, die in zahlreichen Pflanzenarten vorkommen und für ihren charakteristischen Geschmack bekannt sind. Pflanzen nutzen diese Verbindungen, um Schädlinge wie Insekten und Tiere abzuwehren. Zudem können Bitterstoffe anzeigen, ob eine Pflanze von Insekten bestäubt

---

[164] Titel: Die BLV-Enzyklopädie der Heilpflanzen: Über 550 Heilkräuter, ihre medizinische Wirkung und Anwendung; Autor: Andrew Chevallier; Seiten: 14, 15, 16, 17

wurde. Die Wirkungen von Bitterstoffen auf den menschlichen Körper sind ein faszinierendes und weitreichendes Thema. Sie bieten vielfältige gesundheitliche Vorteile, insbesondere hinsichtlich der Verdauung und des Stoffwechsels. Durch Bitterstoffe wird die Verdauung gefördert, was zu einer besseren Nährstoffaufnahme führt. Sie können sowohl den Appetit steigern als auch das Sättigungsgefühl regulieren. Außerdem haben sie eine positive Wirkung auf die Leber und unterstützen die Entgiftung des Körpers. Bitterstoffe helfen dabei, den Blutzuckerspiegel zu stabilisieren und besitzen antioxidative, antibakterielle sowie entzündungshemmende Eigenschaften. Es gibt eine Vielzahl von Heilpflanzen, die besonders reich an Bitterstoffen sind.[165]

Saponine sind bioaktive Verbindungen, die in zahlreichen Pflanzen vorkommen. Aufgrund ihrer seifenähnlichen Struktur sind sie bekannt für ihre expektorierende Wirkung, die die Schleimbildung fördert und das Abhusten erleichtert. Dies macht saponinhaltige Pflanzen besonders beliebt zur Behandlung von Erkältungen. Die Primel und der Efeu gehören zu den Pflanzen mit dem höchsten Saponinanteil.
Zudem besitzen Saponine entzündungshemmende und mild ödemreduzierende Eigenschaften, wodurch sie eine nützliche Option zur Behandlung leichter Venenerkrankungen darstellen. Die Rosskastanie ist eine weitere Pflanze, die reich an

---

[165] Titel: Die Ganze Welt der Kräuter; Autor: Readers Digest; Verlag: Das Beste GmbH; Erscheinungsjahr: 2013; Seiten: 154/155

Saponinen ist und auch häufig zur Linderung von Beschwerden im Zusammenhang mit Venenerkrankungen eingesetzt wird.

Es ist jedoch wichtig zu beachten, dass bei empfindlichen Personen Nebenwirkungen auftreten können. Bei der Einnahme von saponinhaltigen Mitteln können Magenbeschwerden, Übelkeit und Bauchschmerzen auftreten. Daher sollte die Verträglichkeit von Saponinen individuell geprüft werden, und gegebenenfalls sollten alternative Behandlungsmöglichkeiten in Betracht gezogen werden.

Saponine verfügen über eine Vielzahl pharmazeutischer Eigenschaften, die sie zu einer spannenden Gruppe von Wirkstoffen machen.[166]

Phytosterole sind pflanzliche Stoffe, die eine chemische Struktur besitzen, die Cholesterin ähnelt. Diese Verbindungen können die Aufnahme von Cholesterin im Dünndarm hemmen, sodass weniger Cholesterin in den Blutkreislauf gelangt. Dies stellt einen vielversprechenden Ansatz dar, um Cholesterinwerte bei Personen mit leicht erhöhten Werten zu senken. Phytosterole sind in vielen pflanzlichen Lebensmitteln zu finden, darunter Nüsse, Samen, Vollkornprodukte und Pflanzenöle. Außerdem gibt es die Möglichkeit, Nahrungsergänzungsmittel einzunehmen, die ausschließlich aus Phytosterolen bestehen. Untersuchungen zeigen, dass die regelmäßige Einnahme dabei helfen kann, den Cholesterinspiegel zu senken und das

---

[166] Titel: Die BLV-Enzyklopädie der Heilpflanzen: Über 550 Heilkräuter, ihre medizinische Wirkung und Anwendung; Autor: Andrew Chevallier; Seiten: 14, 15, 16, 17

Risiko für Herz-Kreislauferkrankungen zu verringern. Pflanzen, die reich an Sitosterol, einer Gruppe der Phytosterole, sind, unterstützen zudem bei gutartiger Prostatavergrößerung. Dieser Effekt könnte möglicherweise auf die Hemmung des Enzyms zurückzuführen sein, das die Umwandlung von Testosteron in aktive Formen blockiert. Die Forschung deutet darauf hin, dass Phytosterole eine vielversprechende Rolle in der Prävention und Behandlung verschiedener Gesundheitsprobleme spielen könnten.[167]

Ätherische Öle [168] sind natürliche, flüchtige Substanzen von Pflanzen, die einen charakteristischen Duft und Geschmack besitzen. Sie werden seit vielen Jahrhunderten in verschiedenen Bereichen wie der Kosmetik, der Medizin und der Aromatherapie genutzt. Diese hochkonzentrierten Öle entstehen durch Destillation oder Extraktion aus Pflanzen. Ihre pflegenden Eigenschaften und der angenehme Duft machen sie in der Kosmetik sehr beliebt. Sie sind in Produkten wie Parfüms, Cremes, Shampoos und Seifen zu finden. In der Medizin kommen ätherische Öle wegen ihrer antibakteriellen und entzündungshemmenden Wirkungen zum Einsatz. Sie können bei der Behandlung von Hauterkrankungen, Atemwegserkrankungen und Verdauungsproblemen helfen. Beispiele sind die Verwendung von Kamillenöl zur

---

[167] Titel: Die Ganze Welt der Kräuter; Autor: Readers Digest; Verlag: Das Beste GmbH; Erscheinungsjahr: 2013; Seiten: 154/155
[168] Titel: Die BLV-Enzyklopädie der Heilpflanzen: Über 550 Heilkräuter, ihre medizinische Wirkung und Anwendung; Autor: Andrew Chevallier; Seiten: 14, 15, 16, 17

Behandlung leichter Haut- und Schleimhauterkrankungen. Eukalyptusöl und andere ätherische Öle sind besonders nützlich bei Erkrankungen der oberen Atemwege, da sie Schleim lösen und desinfizieren. Kamillenöl, Pfefferminzöl, Fenchelöl und Kümmelöl sind dafür bekannt, dass sie die Verdauung fördern und sowohl in Tee als auch als Badezusatz verwendet werden können.[169]

Bei unsachgemäßer Handhabung können hohe Mengen an ätherischen Ölen Hautreizungen oder allergische Reaktionen hervorrufen. Eine korrekte Dosierung ist daher entscheidend. Menschen mit Allergien oder empfindlicher Haut sollten vor der Anwendung ätherischer Öle einen Arzt oder einen Fachmann zu Rate ziehen. Aufgrund ihrer vielfältigen Einsatzmöglichkeiten und ihrer Herkunft aus der Natur haben ätherische Öle in der alternativen Medizin und der Naturkosmetik große Verbreitung gefunden. Dennoch werden ihre Wirksamkeit und Sicherheit kontinuierlich überprüft, um die Anwendung zu optimieren und potenzielle Risiken zu minimieren.

Um die Akzeptanz von Heilkräutern und Naturheilverfahren in der allgemeinen Medizin zu steigern, sind wissenschaftliche Studien von großer Bedeutung.[170]

---

[169] Titel: Die Ganze Welt der Kräuter; Autor: Readers Digest; Verlag: Das Beste GmbH; Erscheinungsjahr: 2013; Seiten: 154/155
[170] Titel: Die BLV-Enzyklopädie der Heilpflanzen: Über 550 Heilkräuter, ihre medizinische Wirkung und Anwendung; Autor: Andrew Chevallier; Seiten: 14, 15, 16, 17

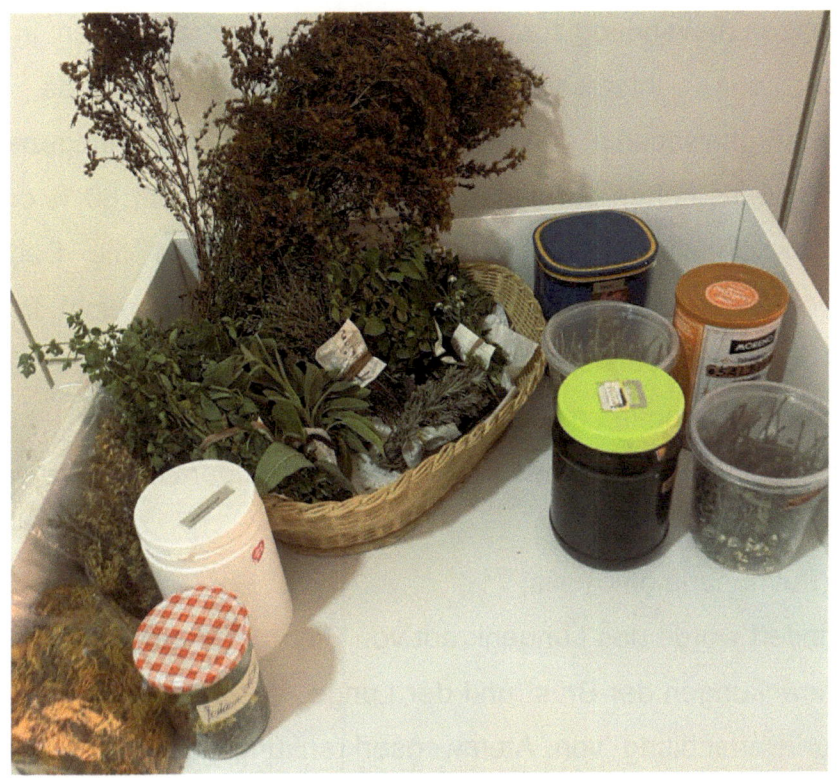

Herstellung natürlicher Heilmittel @Inara-Estell Pflüger 3

5.3 Studien zur Wirksamkeit von Heilkräutern

Die Nutzung von Pflanzen und Kräutern in der traditionellen Medizin blickt auf eine lange Tradition zurück, die bis in die Antike reicht. Besonders im Mittelalter fanden

115

zahlreiche Pflanzen Anwendung zur Behandlung diverser Krankheiten. In der heutigen Zeit wächst das Interesse an traditioneller Heilkunde, und die Weltgesundheitsorganisation (WHO) hat ein Forschungszentrum für Naturheilverfahren ins Leben gerufen. Laut der WHO sind über 80 % der Menschen weltweit auf traditionelle Heilmethoden angewiesen, was die Bedeutung und Wirksamkeit von Heilpflanzen in der modernen Medizin unterstreicht. In einer Studie der WHO werden die wissenschaftlichen Erkenntnisse zu zwei uralten Heilpflanzen, dem Lungenkraut (Pulmonaria officinalis) und dem Leberblümchen (Hepatica nobilis), untersucht und mit ihren historischen Anwendungen aus dem Mittelalter verglichen. [171]

Lungenkraut (Pulmonaria officinalis) [172]

Im 16. Jahrhundert wurde das Lungenkraut von Pietro Andrea Mattiolo als „Heilmittel gegen alle Erkrankungen der Brust und der Lunge" beschrieben. Diese Pflanze wird empfohlen zur Behandlung von Atemwegserkrankungen und Gelbsucht und hat zudem eine harntreibende Wirkung. Die traditionelle Anwendungsweise besteht darin, die Blätter in Weißwein einzuweichen und diesen zwei Mal täglich zu konsumieren.

In der aktuellen Analyse wurde die Struktur mehrerer Varianten der Pflanze untersucht. Das Lungenkraut enthält wichtige Verbindungen wie Flavonoide, Saponine und

---

[171] Studie: Heilpflanzen: Welche Kräuter laut Wissenschaft wirken? – INNERE MEDIZIN – Schatzsuche in Paracelsus' Garten; Autor: Simon Maurer; Veröffentlicht: 2022, Tagesblatt
[172] Studie: Lungenkraut stärkt Lunge und Atemwege; Autor: Elisabeth Maringer, FNL-Kräuterexpertin, Diätologin; Veröffentlicht: Website – Herzkreislaufsystem Groß Gerungs

Allantoin. Flavonoide sind für ihre antioxidativen Eigenschaften bekannt, während Saponine positive Effekte auf das Immunsystem haben. Allantoin unterstützt die Wundheilung, indem es die Zellneubildung anregt. Trotz dieser positiven Eigenschaften ist die Wirkstoffkonzentration der Blätter aus wissenschaftlicher Perspektive zu gering, um als spezifisches Medikament eingesetzt werden zu können. Eine der bemerkenswertesten Eigenschaften dieses Krauts ist die Fähigkeit seiner Blüten, innerhalb weniger Tage ihre Farbe von Rot nach Blau zu verändern. Hierbei ändert sie ihren Säuregehalt von sauer (Rot) zu basisch (Blau). Dies ist ein Hinweis auf eine besondere Anpassungsfähigkeit der Pflanze. Solche Eigenschaften bieten vielversprechende Ansätze für zukünftige Forschungsprojekte, um die biologischen und medizinischen Anwendungen des Lungenkrauts weiter zu erforschen.[173]

Leberblümchen (Hepatica nobilis)[174]

Im 16. Jahrhundert beschrieb Adam Lonitzer Hepatica nobilis als eine Pflanze mit „wunderbaren und nützlichen Eigenschaften", die sowohl die Leber stärkt als auch Verstopfung lindert. Ihre Blätter erinnern in der Gestalt an eine aufgelöste Leber und werden seit der Antike zur Krebsbehandlung sowie zur Wundheilung verwendet.

---

[173] Studie: Lungenkraut stärkt Lunge und Atemwege; Autor: Elisabeth Maringer, FNL-Kräuterexpertin, Diätologin; Veröffentlicht: Website – Herzkreislaufsystem Groß Gerungs

[174] Studie: https://www.vorsichtgesund.de/glossary/leberbluemchen-hepatica-nobilis-%E2%80%A0/; Autor: Anja Alijah Flick, Heilpraktikerin; Veröffentlicht: 2018, Website - Vorsichtgesund

Die Studie hat ergeben, dass alle Teile des Leberblümchens ein Toxin namens Protanemonin enthalten, dass die Haut reizt, vor allem in frischem Zustand. Daher ist der allgemeine Gebrauch deutlich eingeschränkt. Die getrockneten Blätter gelten als weniger riskant, jedoch bleibt die Anwendung des Leberblümchens in der heutigen Pflanzenheilkunde aufgrund seiner giftigen Bestandteile eingeschränkt.[175]

---

[175] Studie: Leberblümchen pflanzen & pflegen – Planetura; Autor: Katja – Redakteurin Planetura; Veröffentlicht: Website - Planetura

Es wurde bereits erforscht, wie hoch der Salicylgehalte in verschiedenen Pflanzen und Kräutern ist. Im „Kräuterbuch", einem virtuell zugänglichen Kräuterbuch ist nachstehende Tabelle[176] zu sehen. Dabei wird der jeweilige Bestandteil in Milligramm pro 100 Gramm angegeben. Getrocknete Thymian Blätter haben den höchsten Salicylgehalt mit 183,0 mg/100g. Dillpulver hat ebenfalls ein vergleichsweises hohes Gehalt mit 94,4 mg/100g.

Andere Pflanzen, wie beispielsweise Koriander in frischen Blättern, haben einen sehr niedrigen Gehalt von nur 0,2 mg/100g. Abhängig von ihrer Art und Verarbeitungsgraden frisch oder pulverisiert wird aufgezeigt, wie unterschiedlich der Gehalt an Salicylsäure in diesen Pflanzen

Tabelle 2: Salicylgehalte ausgewählter Pflanzen und Kräuter

Pflanze	Bestandteil	Gehalt [mg/100gr]
Basilikum	Pulver	3,4
Dill	frische Blätter	6,9
Dill	Pulver	94,4
Kardamom	Pulver	7,7
Koriander	frische Blätter	0,2
Oregano	Pulver	66,0
Petersilie	frische Blätter	0,1
Pfefferminze	frische Blätter	9,4
Rosmarin	Pulver	68,0
Salbei	Blätter, getrocknet	21,7
Thymian	Blätter, getrocknet	183,0

Salicylgehalte Kräuter @Kräuterbuch 1

---

[176] Studie: Salicylgehalte ausgewählter Pflanzen und Kräuter; Autor: Kräuterbuch Redaktion; Veröffentlicht: Website - Kräuterbuch

ist. Dies ist hilfreich bei der Auswahl von Kräutern und Gewürzen als Heilmittel oder zur Vermeidung von Unverträglichkeiten.

Ein weiteres Diagramm weist den Mineralstoffgehalt [177] der Kräuter Bärlauch, Basilikum, Brennnessel, Dill, Estragon, Gänseblümchen, Koriander, Löwenzahn, Oregano, Petersilie, Schnittlauch, Thymian und Zitronenmelisse in Milligramm pro 100 Gramm, nach.

Die drei Mineralstoffe Calcium, Magnesium und Kalium wurden dabei gemessen. Die Kräuter wurden auf der x-Achse und der Gehalt in

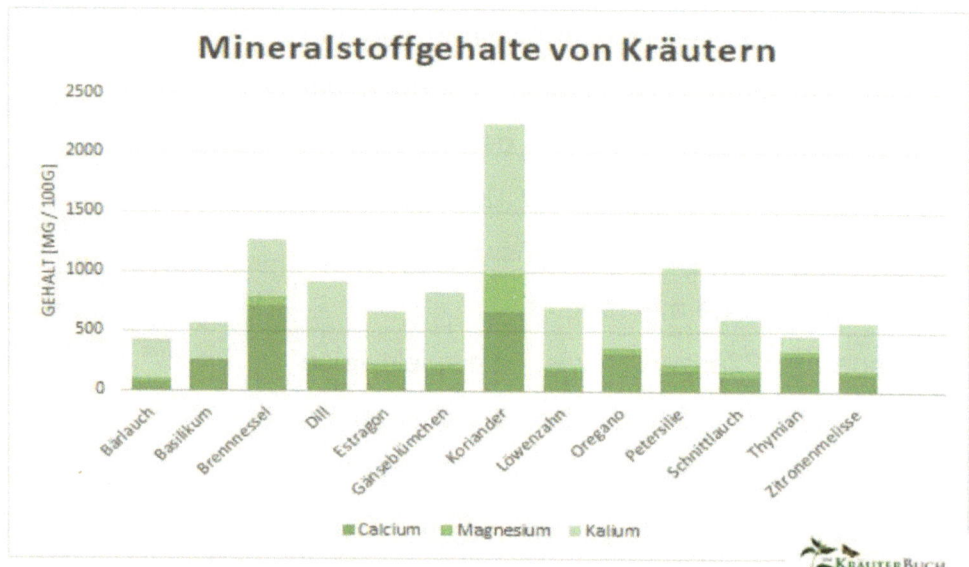

Minerlastoffgehalte Kräuter @Kräuterbuch 1

mg/100g auf der y-Achse dargestellt. Koriander weist beispielsweise den höchsten Gesamtgehalt auf, besonders Kalium ist in hoher Menge vorhanden. Andere Kräuter

---

[177] Studie: Mineralstoffgehalt von Kräutern; Autor: Kräuterbuch Redaktion; Veröffentlicht: Website - Kräuterbuch

wie Petersilie und Brennnessel zeigten ebenfalls eine hohe Konzentration an bestimmten Mineralstoffen, während Kräuter wie Bärlauch und Thymian nur einen sehr geringen Mineralstoffgehalt aufwiesen. Insbesondere Ernährungswissenschaftlich ist dieses Wissen von Bedeutung, um optimale Zusammensetzungen für Nahrungsergänzungsmittel errechnen zu können.

Wissenschaftliche Forschungen über Heilpflanzen seit dem Mittelalter zeigen, dass einige der traditionellen Anwendungen von der modernen Wissenschaft Bestätigung finden, während andere entweder giftig oder ineffektiv sind und daher einer sorgfältigen Abwägung bedürfen. Das Entdecken und Erforschen neuer Heilpflanzen bleiben ein spannendes und relevantes Feld.

Die Rückbesinnung auf traditionelle Heilmethoden und das wachsende Interesse an der Naturheilkunde verdeutlichen die Notwendigkeit, alternative Behandlungsformen zu erkunden und ein Gleichgewicht zwischen traditionellem Wissen und evidenzbasierter Medizin zu schaffen.[178]

---

[178] Studie: Heilpflanzen: Welche Kräuter laut Wissenschaft wirken? – INNERE MEDIZIN – Schatzsuche in Paracelsus' Garten; Autor: Simon Maurer; Veröffentlicht: 2022, Tagesblatt

5.4 Anbau, Ernte, Konservierung und Lagerung

Um die Vorteile der Heilpflanzen zu nutzen, ist es wichtig, diese korrekt anzubauen, zu pflanzen, zu pflegen und zu lagern.

Bevor man mit dem Anbau von Kräutern startet, sollte man einen geeigneten Standort[179] auswählen. Die meisten Kräuter gedeihen am besten an einem sonnigen Ort mit gut durchlässigem Boden. Es ist entscheidend, dass der Platz vor starkem Wind geschützt ist und ausreichend Raum zum Wachsen bietet.

Der Boden[180] spielt eine zentrale Rolle beim Anbau von Heilpflanzen. Zunächst sollte der Boden gründlich gereinigt werden, wobei Unkraut und Steine entfernt werden. Das Hinzufügen von Heu, Kompost oder organischem Dünger kann dazu beitragen, die Nährstoffverfügbarkeit zu steigern. Je nach Heilpflanze kann man entweder Samen aussäen oder Setzlinge einsetzen. Die Hinweise auf der Samenpackung sind sorgfältig zu beachten, und es gilt, sich über die idealen Pflanzzeiten und -methoden für die Kräuter zu informieren.

---

[179] Titel: Hexen-ABC: Enzyklopädie und Rezepturen aus Feld, Wald und Wiese; Autor: Melanie Goldmann für twinbooks, München; Verlag: Otus – Verlag; Erscheinungsjahr: 2015; Seiten: 12, 14, 20
[180] Titel: Hexen-ABC: Enzyklopädie und Rezepturen aus Feld, Wald und Wiese; Autor: Melanie Goldmann für twinbooks, München; Verlag: Otus – Verlag; Erscheinungsjahr: 2015; Seiten: 14, 15, 16

Regelmäßige Pflege und Bewässerung[181] sind unerlässlich, damit die Heilpflanzen gesund wachsen. Es ist ratsam, die Kräuter regelmäßig zu gießen, jedoch darauf zu achten, dass sie nicht ständig nass sind, um Wurzelfäule zu vermeiden. Das regelmäßige Entfernen von Unkraut und die Gabe eines geeigneten Düngers helfen, den Kräutergarten in einem optimalen Zustand zu halten.[182]

Die Wirkung von Heilpflanzen[183] ist sowohl von der Art der Pflanze als auch vom hergestellten Präparat abhängig. Kräuter sollten in der Regel vor der Blütezeit geerntet werden, da die Konzentration an ätherischen Ölen und Wirkstoffen dann am höchsten ist. Die Ernte erfolgt an einem trockenen Tag, wenn der Tau bereits getrocknet ist.
Je nach Kräuterart werden bei mehrjährigen Pflanzen beispielsweise nur die Spitzen geschnitten, wodurch das Wachstum gefördert wird.[184] Es ist ratsam, scharfe, saubere Scheren zu benutzen, um die Pflanzen zu schonen und Verletzungen zu vermeiden.
Nach der Ernte können Heilpflanzen entweder frisch verarbeitet oder getrocknet werden, um ihre Wirksamkeit zu bewahren. Die Kräuter werden an einem gut

---

[181] Titel: Hexen-ABC: Enzyklopädie und Rezepturen aus Feld, Wald und Wiese; Autor: Melanie Goldmann für twinbooks, München; Verlag: Otus – Verlag; Erscheinungsjahr: 2015; Seiten: 22
[182] Titel: Die Ganze Welt der Kräuter; Autor: Readers Digest; Verlag: Das Beste GmbH; Erscheinungsjahr: 2013; Seiten: 138/139
[183] Titel: Hexen-ABC: Enzyklopädie und Rezepturen aus Feld, Wald und Wiese; Autor: Melanie Goldmann für twinbooks, München; Verlag: Otus – Verlag; Erscheinungsjahr: 2015; Seiten: 13
[184] Titel: Hexen-ABC: Enzyklopädie und Rezepturen aus Feld, Wald und Wiese; Autor: Melanie Goldmann für twinbooks, München; Verlag: Otus – Verlag; Erscheinungsjahr: 2015; Seiten: 13

belüfteten, schattigen Ort aufgehängt oder auf einem Gestell platziert. Es ist wichtig sicherzustellen, dass die Kräuter vollständig getrocknet sind, bevor sie verwendet oder weiterverarbeitet werden.[185] Das Trocknen ist eine der einfachsten und effektivsten Methoden zur Konservierung von Heilpflanzen. Sobald die Kräuter vollständig getrocknet sind, können sie in luftdichten Behältern aufbewahrt werden.[186]

Heilpflanzen können auf unterschiedliche Weise aufbewahrt und ihre Haltbarkeit optimiert werden. Zu den weiteren Methoden zählen das Einfrieren, das Einlegen in Öl oder Essig sowie die Herstellung von Tinkturen und Tees.
Das Einfrieren von Kräutern stellt eine hervorragende Möglichkeit dar, ihre Frische und ihren Geschmack zu erhalten. Zunächst werden die Kräuter gründlich gewaschen und anschließend in luftdichte Behälter oder Gefrierbeutel gefüllt. Danach können die Kräuter im Gefrierschrank gelagert und nach Bedarf verwendet werden.[187]
Heilmyrte zum Beispiel lässt sich sehr gut in Öl oder Essig einlegen. Dies verlängert nicht nur die Haltbarkeit der Kräuter, sondern sie eignen sich auch hervorragend als schmackhafte Zutat in Salaten, Saucen oder anderen Gerichten. Empfehlenswert ist,

---

[185] Titel: Die Kräuterbibel – Praktische Kräuterkunde für Garten und Gesundheit; Autor: Peter McHoy & Pamela Westland; Verlag: Könemann Verlagsgesellschaft GmbH; Erscheinungsjahr: 1994; Seiten: 137
[186] Titel: Die Ganze Welt der Kräuter; Autor: Readers Digest; Verlag: Das Beste GmbH; Erscheinungsjahr: 2013; Seiten: 123, 124, 154
[187] Titel: Die Kräuterbibel – Praktische Kräuterkunde für Garten und Gesundheit; Autor: Peter McHoy & Pamela Westland; Verlag: Könemann Verlagsgesellschaft GmbH; Erscheinungsjahr: 1994; Seiten: 147

saubere und trockene Gläser zu verwenden und die Kräuter gut mit Öl oder Essig zu bedecken.[188]

Die korrekte Lagerung[189] von Heilpflanzen ist entscheidend, um ihre Qualität und Wirksamkeit zu bewahren. Die Pflanzen sollten an einem dunklen, trockenen Ort aufbewahrt werden, damit ihre Wirkstoffe nicht durch Sonnenlicht und Feuchtigkeit beeinträchtigt werden. Luftdichte Behälter (wie Dosen oder Gläser) schützen die Kräuter zudem vor Staub und Feuchtigkeit.[190] Um die Identifizierung zu erleichtern, empfiehlt es sich, den Namen der Heilpflanze sowie das Datum der Lagerung auf die Verpackung zu schreiben. Gelagerte Kräuter sollten regelmäßig auf Schimmel oder andere Beschädigungen untersucht und gegebenenfalls entsorgt werden. Einige Kräuter können auch gekühlt werden, um ihre Frische und Wirksamkeit zu erhalten. Dabei ist es wichtig, sie sorgfältig zu verpacken, um Geruchsübertragungen zu vermeiden. Durch den richtigen Anbau, die Ernte, die Pflege und die Konservierung wird eine nachhaltige Versorgung mit diesen wertvollen Pflanzen sichergestellt.[191]

---

[188] Titel: Die Ganze Welt der Kräuter; Autor: Readers Digest; Verlag: Das Beste GmbH; Erscheinungsjahr: 2013; Seiten: 165

[189] Titel: Die Kräuterbibel – Praktische Kräuterkunde für Garten und Gesundheit; Autor: Peter McHoy & Pamela Westland; Verlag: Könemann Verlagsgesellschaft GmbH; Erscheinungsjahr: 1994; Seiten: 140/141

[190] Titel: Hexen-ABC: Enzyklopädie und Rezepturen aus Feld, Wald und Wiese; Autor: Melanie Goldmann für twinbooks, München; Verlag: Otus – Verlag; Erscheinungsjahr: 2015; Seiten: 24/25

[191] Titel: Die Kräuterbibel – Praktische Kräuterkunde für Garten und Gesundheit; Autor: Peter McHoy & Pamela Westland; Verlag: Könemann Verlagsgesellschaft GmbH; Erscheinungsjahr: 1994; Seiten: 140/141

Durch die eigene Kräuterproduktion findet man eine natürliche und nachhaltige Alternative zur herkömmlichen Medizin.

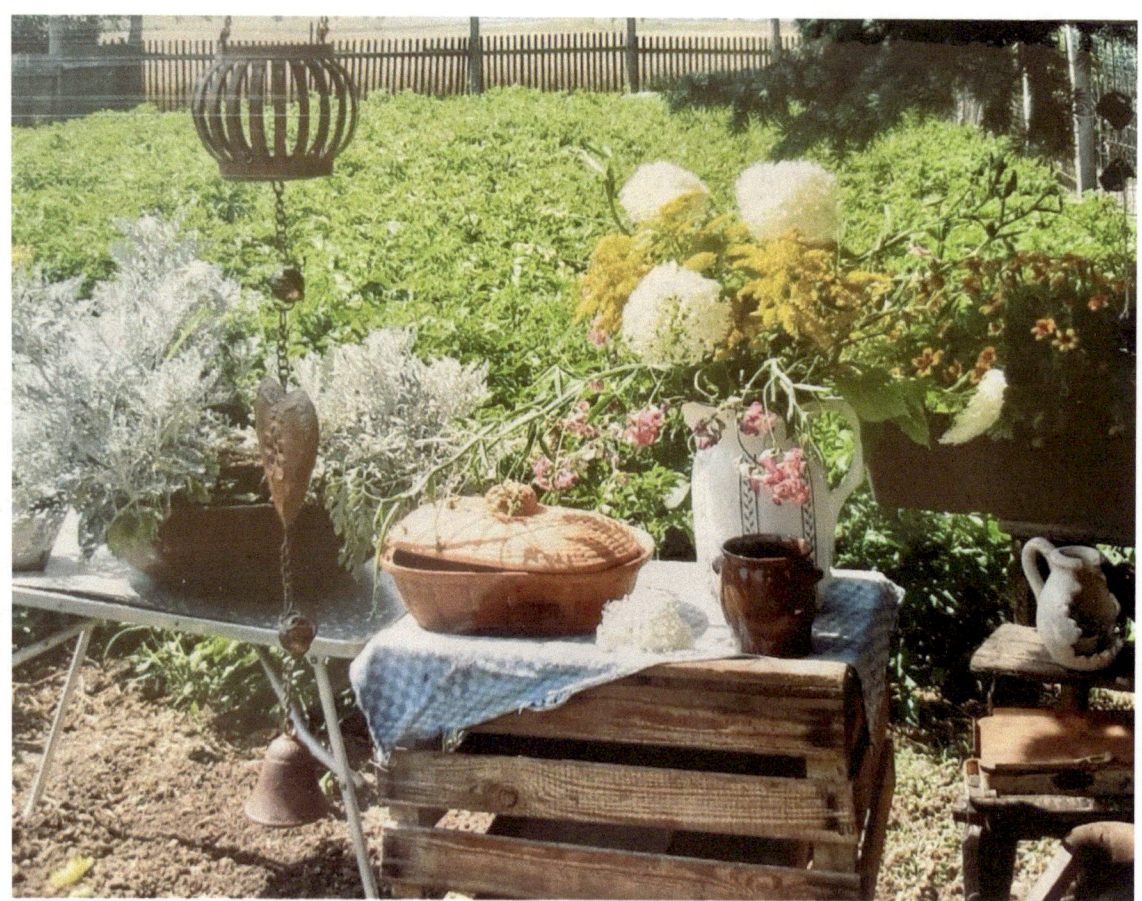

Lagerung Kräuter @Elke Mückenheim 1

6.0 Der Kräutergarten

Die Wahrnehmung eines Gartens kann von Mensch zu Mensch variieren. Für „Hexen"
ist er ein Raum voller Zauber und Staunen, während Familien und Freunde ihn als
Rückzugsort für Erholung und gemeinsame Zeit schätzen. Diese unterschiedlichen
Perspektiven bieten einen spannenden Ansatz für eine interdisziplinäre Betrachtung,
die die Themen Gartenbau, Ökologie, Ethnobotanik und Kulturwissenschaften
miteinander verbindet.[192] Im Gartenbau gibt es zahlreiche Möglichkeiten, die Arbeit im
Garten zu erleichtern und gleichzeitig die Vielfalt und Ästhetik zu fördern. Frühbeete
sorgen dafür, dass Pflanzen bereits früher im Jahr gesetzt werden können, was die
Erntezeit verlängert. Ein Hochbeet macht das Gärtnern angenehmer, da es das
Bücken und Knien reduziert. Diese praktischen Lösungen erlauben es, den Garten
sowohl schön als auch effizient zu bewirtschaften.

Wenn es um die Gestaltung eines Gartens geht, spielen ökologische Faktoren eine
entscheidende Rolle. Eine Kräuterspirale bietet nicht nur die Chance, frische Kräuter
zu ernten, sondern fördert auch die Artenvielfalt von Insekten und anderen nützlichen
Tieren im Garten. Mit einem Insektenhotel und einem Igelhaus kann man die
Biodiversität im Garten erhöhen und so das biologische Gleichgewicht unterstützen.

---

[192] Titel: Die Kräuterbibel – Praktische Kräuterkunde für Garten und Gesundheit; Autor: Peter McHoy & Pamela
Westland; Verlag: Könemann Verlagsgesellschaft GmbH; Erscheinungsjahr: 1994; Seiten: 118/119

Die Ethnobotanik beschäftigt sich mit der Relevanz von „Hexenkräutern" und magischen Pflanzen. Pflanzen sind seit einem langen Zeitraum für ihre heilenden und schützenden Eigenschaften bekannt und finden ihren Platz in der Hexenkunst. Der Anbau von „Hexenkräutern" bietet die Möglichkeit, nicht nur ihre Schönheit zu bewundern, sondern auch ihre mystischen und medizinischen Wirkungen zu nutzen. Ein Garten lässt sich sowohl aus wirtschaftlicher als auch aus kulturwissenschaftlicher Perspektive betrachten. In vielen Kulturen sind Gärten bedeutende Symbole, zum Beispiel für die Nähe zur Natur und das Paradies Gottes, die oft mit speziellen Mythen und Erzählungen verknüpft sind. Diese kulturelle Dimension eröffnet uns ein tieferes Verständnis für die vielseitigen Funktionen eines Gartens.[193]

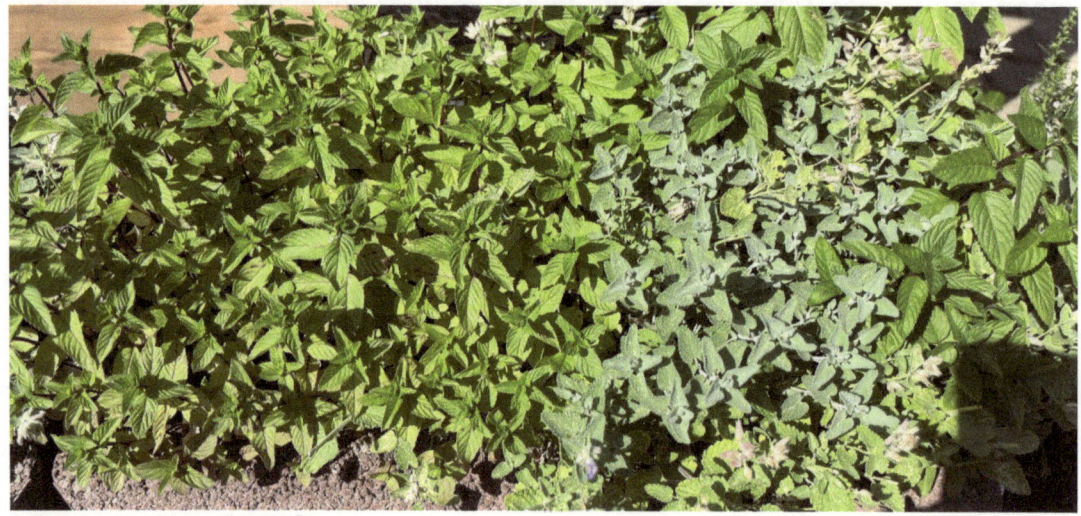

Kräutergarten @Inara-Estell Pflüger 1

[193] Titel: Die Ganze Welt der Kräuter; Autor: Readers Digest; Verlag: Das Beste GmbH; Erscheinungsjahr: 2013; Seiten: 123, 124, 125

6.1 Planung, Gestaltung, Auswahl und Anbau der Kräuter im Kräutergarten

Ein eigens angelegter Kräutergarten ist eine wunderbare Ergänzung für jeden Garten, da Kräuter sowohl in der Küche als auch in der Medizin ihre Verwendung haben. Um den Kräutergarten erfolgreich zu pflegen, ist eine sorgfältige Planung[194] nötig, wobei verschiedene Faktoren berücksichtigt werden müssen, um optimale Wachstums- und Pflegebedingungen zu schaffen.

Die Wahl des richtigen Standorts und die gründliche Vorbereitung des Bodens sind entscheidend für eine ertragreiche Ernte. Eine gute Bodenqualität wirkt sich positiv auf das Wachstum und die Gesundheit der Pflanzen aus. Es ist wichtig, den Boden zu lockern, Unkraut zu entfernen und gegebenenfalls Kompost oder organischen Dünger hinzuzufügen.

Organische Erden spielen eine wesentliche Rolle für die Nährstoffversorgung der Pflanzen und das Bodenleben. Ihre Herstellung ist eine kostengünstige und nachhaltige Alternative zu kommerziellen Produkten. Aussaaterde eignet sich hervorragend für die Anzucht von Samen und Jungpflanzen, da sie leicht ist und viele Nährstoffe enthält. Dieser Erdetyp enthält organische Materialien, die das Wachstum und die Entwicklung der Pflanzen begünstigen.

---

[194] Titel: Die Kräuterbibel – Praktische Kräuterkunde für Garten und Gesundheit; Autor: Peter McHoy & Pamela Westland; Verlag: Könemann Verlagsgesellschaft GmbH; Erscheinungsjahr: 1994; Seiten: 114, 115, 116, 117

Kompost kann eine weitere wertvolle Möglichkeit sein, um hochwertigen Dünger für den Garten zu gewinnen und Küchenabfälle sinnvoll zu nutzen. Hierbei sind Würmer von Bedeutung. Diese Organismen sind entscheidend für den Abbau organischer Materialien und die Herstellung von Kompost, wodurch sie den Boden mit wichtigen Nährstoffen versorgen.[195] Der Einsatz von Kompost und organischen Erden trägt nicht nur zur Gesunderhaltung der Pflanzen bei, sondern verringert auch den Bedarf an

chemischen Düngemitteln und schont die Umwelt. Eine bewusste und nachhaltige Nutzung von natürlichen Ressourcen ist für jeden Gärtner umsetzbar.[196]

Die Gestaltung eines Kräutergartens hängt stark von den persönlichen Vorlieben und der verfügbaren Fläche ab. Zu den beliebtesten

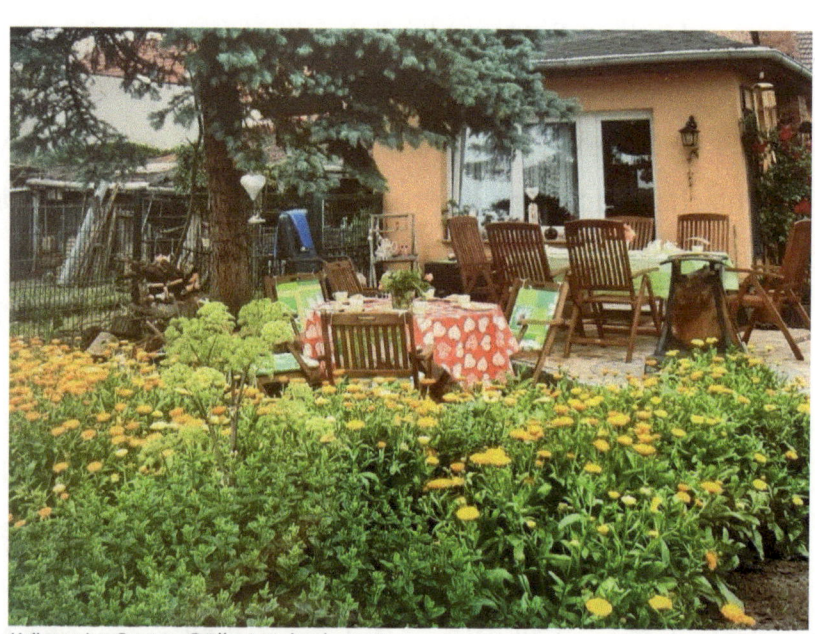

Kräuter im Garten @Elke Mückenheim 2

[195]Titel: Die Ganze Welt der Kräuter; Autor: Readers Digest; Verlag: Das Beste GmbH; Erscheinungsjahr: 2013; Seiten: 132, 133, 134
[196] Titel: Die Ganze Welt der Kräuter; Autor: Readers Digest; Verlag: Das Beste GmbH; Erscheinungsjahr: 2013; Seiten: 128/129

Gestaltungsmöglichkeiten zählen geometrische Gärten mit klaren Linien und Mustern, Freiflächen mit wildem Bewuchs oder Schachbrettmuster mit abwechselnden Trittplatten und kleinen Kräuterbeeten.

Praktische Aspekte wie Wege, Trittplatten und zentrale Elemente wie Teiche oder Sitzgruppen spielen ebenfalls eine wichtige Rolle bei der Gestaltung eines Kräutergartens. In der Praxis hat sich gezeigt, dass gut angelegte Wege und Trittplatten den Zugang zu den Beeten erleichtern und das Risiko von Pflanzenschäden verringern.

Ein gut geplanter und gestalteter Kräutergarten bietet nicht nur die Möglichkeit, frische Kräuter zu ernten, sondern auch einen Ort zum Entspannen und Genießen der Natur. Die Bodenbeschaffenheit, die Pflanzenauswahl und die Gestaltungsoptionen können dazu beitragen, dass der Kräutergarten ein harmonisches und produktives Element des Gartens wird.[197]

Die Auswahl der Kräuter[198] sollte sich an den Gegebenheiten des Bodens und des Lichts orientieren. Studien zeigen, dass bestimmte Kräuter wie Rosmarin und Thymian in trockenen, sonnigen Bedingungen deutlich besser wachsen als beispielsweise Petersilie und Minze. Daher ist die richtige Auswahl der Kräuter entscheidend für das gesunde Gedeihen der Pflanzen. Es ist sinnvoll, Kräuter zusammen zu pflanzen, die

---

[197] Titel: Die Kräuterbibel – Praktische Kräuterkunde für Garten und Gesundheit; Autor: Peter McHoy & Pamela Westland; Verlag: Könemann Verlagsgesellschaft GmbH; Erscheinungsjahr: 1994; Seiten: 118, 119, 123, 126
[198] Titel: Die Kräuterbibel – Praktische Kräuterkunde für Garten und Gesundheit; Autor: Peter McHoy & Pamela Westland; Verlag: Könemann Verlagsgesellschaft GmbH; Erscheinungsjahr: 1994; Seiten: 128/129

sich gegenseitig unterstützen. So können beispielsweise Basilikum und Tomaten gemeinsam Schädlinge abwehren.

Kräuter sind sowohl in der Küche als auch in der Medizin vielseitig einsetzbar, sodass der Anbau[199] an eigene Vorlieben und Bedürfnisse angepasst werden kann. Rosmarin und Thymian sind hervorragende Zutaten zum Kochen, während Lavendel und Kamille für ihre beruhigenden und entspannenden Eigenschaften geschätzt werden.

Bei der Aufzucht von Kräutern ist die richtige Bewässerung entscheidend. Kräuter müssen regelmäßig gegossen werden, jedoch ist darauf zu achten, dass der Boden nicht zu nass ist, um Wurzelfäule zu vermeiden. Eine Mulchschicht um die Kräuter hilft, die Feuchtigkeit im Boden zu speichern und das Wachstum von Unkraut zu verringern.

Durch die Vermehrung von Pflanzen kann die Vielfalt und Fülle der Kräuter im Garten gesteigert werden. Kräuter lassen sich durch Samen, Stecklinge, Absenker, Wurzelstecklinge oder Teilung vermehren. Jede der Methoden bringt eigene Vor- und Nachteile mit sich und erfordert spezifische Pflege, um erfolgreich zu sein.

Die Samenvermehrung ist eine beliebte Methode und bietet eine breite Auswahl an Sorten. Die Samen können direkt ins Erdreich eingebracht oder zunächst in kleinen Töpfen vorgezogen werden. Für die Keimung und das Wachstum der Jungpflanzen sind die richtige Erde und eine angemessene Feuchtigkeit unerlässlich.

---

[199] Titel: Die Kräuterbibel – Praktische Kräuterkunde für Garten und Gesundheit; Autor: Peter McHoy & Pamela Westland; Verlag: Könemann Verlagsgesellschaft GmbH; Erscheinungsjahr: 1994; Seiten: 130, 131, 132

Eine andere gängige Technik zur Pflanzenvermehrung ist das Entnehmen von Stecklingen. Hierbei werden gesunde Triebspitzen von Mutterpflanzen abgenommen und entweder in Wasser oder in spezielle Stecklingserde gesetzt, damit sie Wurzeln schlagen. Diese Methode erfordert Geduld und regelmäßige Kontrollen, um sicherzustellen, dass die Stecklinge erfolgreich anwachsen.

Der Absenker ist eine sehr effektive Methode zur Vermehrung. Bei dieser Technik werden die Triebe einer Pflanze vorsichtig gebogen und mit Erde bedeckt, damit neue Wurzeln entstehen. Wenn die Wurzeln stark genug sind, können die neuen Pflanzen eigenständig verwendet werden.[200]

Eine häufig genutzte Methode ist das Wurzelschneiden und das Einpflanzen der Stücke in Töpfe mit Erde. Diese Variante verlangt viel Pflege, um die Wurzeln zu kräftigen und die Pflanzen gesund zu halten.

Mit der Teilung von Kräutern können neue Pflanzen entstehen. Etablierte Pflanzen können in mehrere Segmente geteilt werden, die dann in Töpfen oder im Freien eingepflanzt werden können. Diese Methode eignet sich besonders gut für Pflanzen mit einem dichten Wurzelsystem, wie Minze oder Oregano.[201]

---

[200] Titel: Die Ganze Welt der Kräuter; Autor: Readers Digest; Verlag: Das Beste GmbH; Erscheinungsjahr: 2013; Seiten: 136/137
[201] Titel: Die Kräuterbibel – Praktische Kräuterkunde für Garten und Gesundheit; Autor: Peter McHoy & Pamela Westland; Verlag: Könemann Verlagsgesellschaft GmbH; Erscheinungsjahr: 1994; Seiten: 130, 131, 132, 133, 134, 135

Unabhängig von der gewählten Methode ist die richtige Pflege junger Pflanzen entscheidend. Dabei geht es darum, ausreichend Licht, Wasser und Nährstoffe bereitzustellen und gleichzeitig Schädlinge sowie Krankheiten im Auge zu behalten.

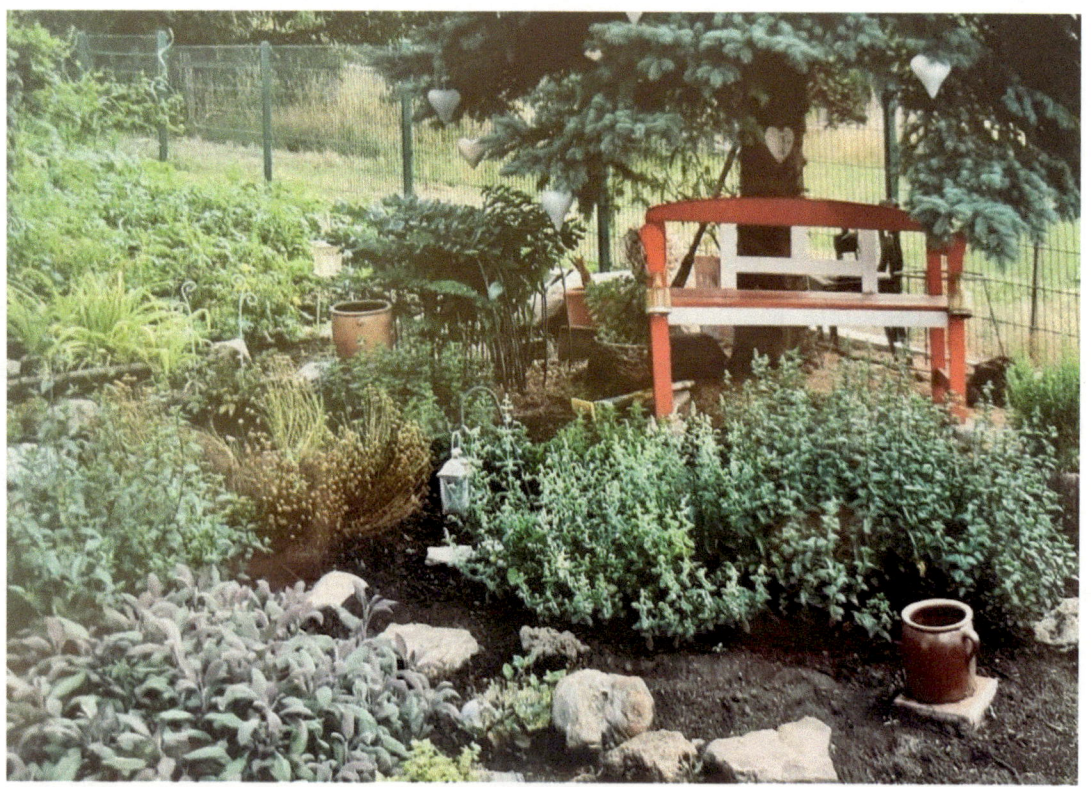

Kräuter im Garten @Elke Mückenheim 3

6.2 Wirkung als natürliche Schädlingsbekämpfer

Auch Kräuter sind anfällig für Krankheiten und Schädlinge, die ihr Wachstum und ihre Vitalität bedrohen können. Um solche Probleme frühzeitig zu bemerken, ist es wichtig, die Pflanzen regelmäßig zu beobachten. Durch natürliche Methoden zur Schädlingsbekämpfung können Krankheiten und Schädlinge rechtzeitig bekämpft werden. Eine ausreichende Belüftung, ein passender Pflanzabstand und eine gesunde Bodenstruktur sind entscheidend, um Krankheiten vorzubeugen.[202]

Das Interesse an natürlichen Pflanzenschutzmitteln wächst, da immer mehr Menschen auf der Suche nach umweltfreundlichen Alternativen sind. Diese Verfahren bieten nicht nur nachhaltige Lösungen gegen Schädlinge und Krankheiten, sondern fördern auch die Gesundheit der Pflanzen und den Schutz der Umwelt. Natürliche Pflanzenschutzmittel, die pflanzliche oder mineralische Inhaltsstoffe enthalten, sind zudem eine effektive Alternative zu chemischen Spritzmitteln. Zu den gängigsten natürlichen Pflanzenschutzmitteln zählen Jauche, Auszüge, Tees und Brühen, die aus verschiedenen Pflanzen gewonnen werden können. Produkte wie Ackerschachtelhalm, Brennnesseljauche, Farntee, Ölseifenlösung und Zwiebelbrühe können zur Bekämpfung von Schädlingen und Pilzerkrankungen eingesetzt werden.

---

[202] Titel: Die Ganze Welt der Kräuter; Autor: Readers Digest; Verlag: Das Beste GmbH; Erscheinungsjahr: 2013; Seiten: 146/147

Diese Mittel wirken sowohl als Abwehrstoffe als auch fungizid und unterstützen die Abwehrkräfte der Pflanzen.

Die Anwendung erfolgt in der Regel durch das Besprühen der Pflanzen oder das Gießen des Bodens, abhängig von der Art des Schädlings. Um die gewünschten Ergebnisse zu erzielen, ist es wichtig, die Anwendungshinweise genau zu befolgen und die Mittel regelmäßig und gezielt einzusetzen.[203]

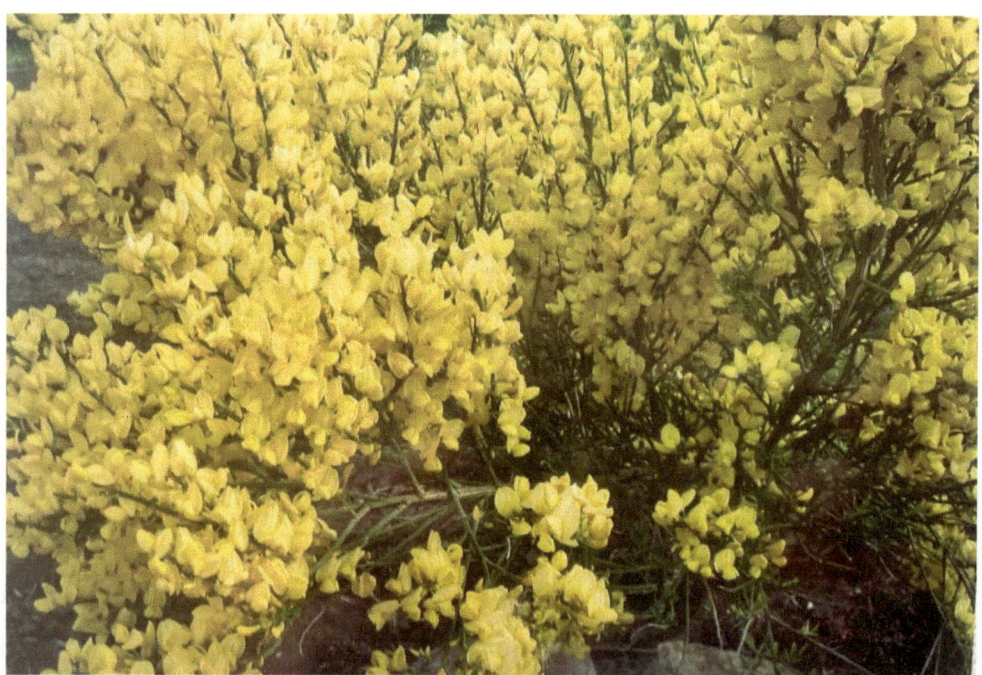

Kräuter als natürliche Schädlingsbekämpfer @Elke Mückenheim 1

---

[203] Titel: Hexen-ABC: Enzyklopädie und Rezepturen aus Feld, Wald und Wiese; Autor: Melanie Goldmann für twinbooks, München; Verlag: Otus – Verlag; Erscheinungsjahr: 2015; Seiten: 26, 27, 28

7.0 Anwendungsbeispiele in der Küche und in der Schönheitskunde

Die Verwendung von Kräutern in der Küche bringt nicht nur geschmackliche Vorteile, sondern auch gesundheitliche. Zu diesem Zweck erfreuen sich verschiedene Zubereitungen wie Kräuterbutter, Kräuterpesto und Kräuteröl großer Beliebtheit.[204] Kräuterbutter setzt sich aus weicher Butter und einer Auswahl gehackter Kräuter wie Petersilie, Schnittlauch und Dill zusammen. Durch die Zugabe von Salz und Pfeffer wird eine harmonische Geschmackskombination erzielt, die besonders auf Brot, gegrilltem Fleisch oder Gemüse zur Geltung kommt.[205]

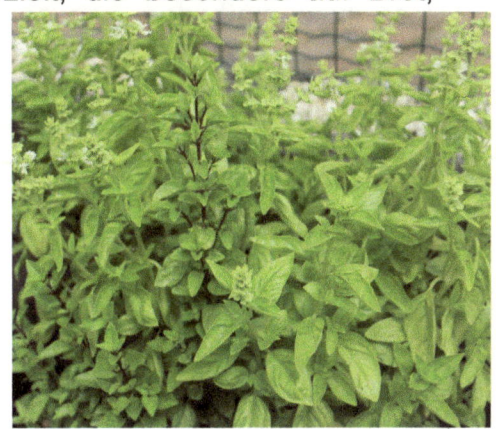

Das Kräuterpesto besteht aus frischen Basilikumblättern, gerösteten Pinienkernen, Knoblauch, Parmesan, Olivenöl und Pfeffer. Damit lassen sich köstliche Nudelgerichte, belegte Brote oder Marinaden kreieren.

Darüber hinaus bietet sich Kräuteröl als weitere Variante an.

Basilikum @Inara-Estell Pflüger 1

---

[204] Titel: Die Kräuterbibel – Praktische Kräuterkunde für Garten und Gesundheit; Autor: Peter McHoy & Pamela Westland; Verlag: Könemann Verlagsgesellschaft GmbH; Erscheinungsjahr: 1994; Seiten: 142/143
[205] Titel: Die Ganze Welt der Kräuter; Autor: Readers Digest; Verlag: Das Beste GmbH; Erscheinungsjahr: 2013; Seiten: 226, 227, 234

Hierbei werden frische Kräuter wie Rosmarin, Thymian, Oregano und Knoblauch in Olivenöl eingelegt. Es entsteht ein aromatisches Öl, das ideal zum Verfeinern von Salaten, gegrilltem Gemüse oder Fleisch ist.[206]

Es gibt zahlreiche weitere Rezepte, die von der Verwendung von Kräutern profitieren. In der Entwicklung von Schönheitsprodukten und Hautpflegebereichen wird zunehmend Wert auf natürliche Zutaten gelegt.[207]

Kamille (Matricaria chamomilla) ist zum Beispiel für ihre entzündungshemmenden und beruhigenden Eigenschaften bekannt. Wenn Kamille in Form eines Gesichtsdampfbades verwendet wird, öffnen sich dank der Inhaltsstoffe der Kamillenblüten die Poren, und die Haut kann gründlich gereinigt werden.

Lavendel (Lavandula angustifolia), der in Lavendelöl verwendet wird, zeigt ebenfalls beruhigende Effekte und wird häufig in der Hautpflege eingesetzt, um die Haut zu entspannen.[208]

[206] Titel: Die Ganze Welt der Kräuter; Autor: Readers Digest; Verlag: Das Beste GmbH; Erscheinungsjahr: 2013; Seiten: 229/238

[207] Titel: Die Kräuterbibel – Praktische Kräuterkunde für Garten und Gesundheit; Autor: Peter McHoy & Pamela Westland; Verlag: Könemann Verlagsgesellschaft GmbH; Erscheinungsjahr: 1994; Seiten: 160/161

[208] Titel: Die Kräuterbibel – Praktische Kräuterkunde für Garten und Gesundheit; Autor: Peter McHoy & Pamela Westland; Verlag: Könemann Verlagsgesellschaft GmbH; Erscheinungsjahr: 1994; Seiten: 28, 54/55

Ringelblume (Calendula officinalis) ist für ihre beruhigenden Eigenschaften bekannt. Ringelblumenextrakt in Form einer Gesichtsmaske hat sich als wirksam erwiesen, um die Haut zu beruhigen und sie zu schützen.

Johanneskraut (Hypericum perforatum) wird in der Hautpflege häufig als Johanniskrautöl verwendet, da es feuchtigkeitsspendende Eigenschaften hat. Es hilft, trockene Haut zu pflegen und geschmeidig zu halten.[209]

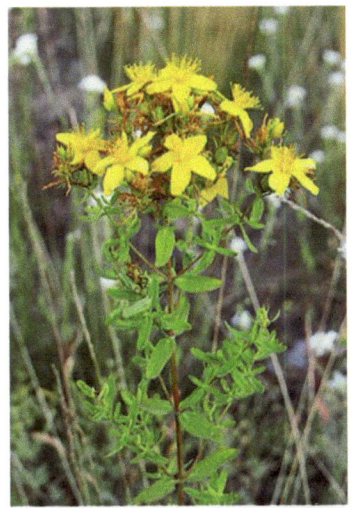
Johanniskraut @Inara-Estell Pflüger 1

Arnika ist aufgrund ihrer entzündungshemmenden Wirkung in der Hautpflege beliebt. Arnika-Gel wird beispielsweise als kühlende Augenmaske verwendet, um Schwellungen zu reduzieren und die Haut zu beruhigen.[210]

Rosmarin (Rosmarinus officinalis) ist für seine anregende Wirkung bekannt und wird in Form von Rosmarinöl zur Haarpflege eingesetzt. Dies kann die Haarstruktur verbessern und stärken.[211]

---

[209] Titel: Die Kräuterbibel – Praktische Kräuterkunde für Garten und Gesundheit; Autor: Peter McHoy & Pamela Westland; Verlag: Könemann Verlagsgesellschaft GmbH; Erscheinungsjahr: 1994; Seiten: 35, 174/189

[210] Titel: Die Ganze Welt der Kräuter; Autor: Readers Digest; Verlag: Das Beste GmbH; Erscheinungsjahr: 2013; Seiten: 16

[211] Titel: Die Kräuterbibel – Praktische Kräuterkunde für Garten und Gesundheit; Autor: Peter McHoy & Pamela Westland; Verlag: Könemann Verlagsgesellschaft GmbH; Erscheinungsjahr: 1994; Seiten: 85/195

Die Verwendung von Kräutern in der Haut- und Haarpflege kann somit durchaus positive Effekte hervorrufen und zur Gesundheit von Haut und Haar beitragen.[212]

---

[212] Titel: Die Ganze Welt der Kräuter; Autor: Readers Digest; Verlag: Das Beste GmbH; Erscheinungsjahr: 2013; Seiten: 226/227

8.0 Schulmedizin

Die Medizin ist ein wichtiger Zweig der Naturwissenschaften. Sie befasst sich mit Prävention, Diagnose und Behandlung von Verletzungen und Krankheiten und umfasst eine Vielzahl von Fachgebieten. Zu diesen Fachgebieten gehören Innere Medizin, Chirurgie, Pädiatrie, Gynäkologie, Psychiatrie und viele andere.

Die Geschichte der Medizin reicht bis in die antiken Zivilisationen zurück.
In der Antike basierte die medizinische Behandlung oft auf Traditionen und dem Glauben an eine höhere Macht. Heiler und Ärzte verwendeten mystische und imaginäre Praktiken zur Behandlung.
Die Lehre von den vier Körpersäften ist ein Beispiel für ein medizinisches Konzept, das auf Beobachtung und Logik basiert und im antiken Griechenland entwickelt wurde.[213]

Medizinische Techniken, Diagnostik und Wissen entwickelten sich im Laufe der Jahrhunderte, insbesondere während der Aufklärung und der Renaissance, auf verschiedene Weise. Die Entdeckung von Bakterien und Viren im 19. Jahrhundert führte zu wichtigen Fortschritten bei der Bekämpfung von Infektionskrankheiten.

---

[213] Gespräch mit Dr. Med. Peter Brandt – Ärztlicher Direktor, Intensiv Medizin/Neurologie

Heute ist die Medizin ein hoch entwickeltes und interdisziplinäres Fachgebiet, das auf neuen wissenschaftlichen Erkenntnissen und fundierten Praktiken basiert. Die Diagnose und Behandlung von Krankheiten und Verletzungen wurde durch moderne Technologien wie Bildgebungsverfahren, Ultraschallgeräte und Robotik weiterentwickelt.[214]

Die Medizin spielt eine entscheidende Rolle für die Gesundheit und das Wohlbefinden des Einzelnen. Jeden Tag arbeiten viele Angehörige der Gesundheitsberufe, wie Krankenpfleger, Therapeuten und Ärzte daran, Menschen zu heilen, ihre Beschwerden zu lindern und so ihre Lebensqualität zu verbessern. Aus diesem Grund hat die Medizin einen wichtigen Einfluss auf die Gesellschaft. Sie ist ein faszinierendes und sich ständig veränderndes Forschungsgebiet.

Krankheiten und ihre Symptome sind für die Medizin von zentraler Bedeutung. In der Medizin wird eine Krankheit als ein Zustand definiert, in dem normale körperliche oder geistige Funktionen beeinträchtigt sind. Dies kann verschiedene Ursachen haben, wie etwa genetische Veranlagungen, Umweltfaktoren oder Infektionen. Im Gegensatz dazu wird Gesundheit als ein Zustand des körperlichen, geistigen und sozialen Wohlbefindens beschrieben. Dazu gehört nicht nur die Abwesenheit von Krankheit, sondern auch ein allgemeines Gefühl des Wohlbefindens.[215]

---

[214] Gespräch mit Elke Mückenheim – Pflegefachkraft, spezialisiert auf Aromatherapie in Intensiv Medizin
[215] Gespräch mit Dr. Med. Peter Brandt – Ärztlicher Direktor, Intensiv Medizin/Neurologie

Um eine optimale Versorgung zu gewährleisten, ist es wichtig, dass sowohl Patienten als auch Ärzte ein Verständnis von Gesundheit und Krankheit haben.

Die Aufklärung und das Bewusstsein über gesunde Lebensgewohnheiten, wie ausgewogene Ernährung, ausreichend Bewegung und Schlaf und die Inanspruchnahme von Impfungen, Untersuchungen und Gesundheitsscreenings sind für die Förderung der öffentlichen Gesundheit von großer Bedeutung.

Insgesamt hat die Medizin einen wesentlichen Einfluss auf die Erhaltung und Wiederherstellung der Gesundheit der Menschen. Durch einen gesunden Lebensstil, regelmäßige Vorsorgeuntersuchungen und die Inanspruchnahme medizinischer Behandlung tragen Patienten aktiv zu ihrem Wohlbefinden bei.[216]

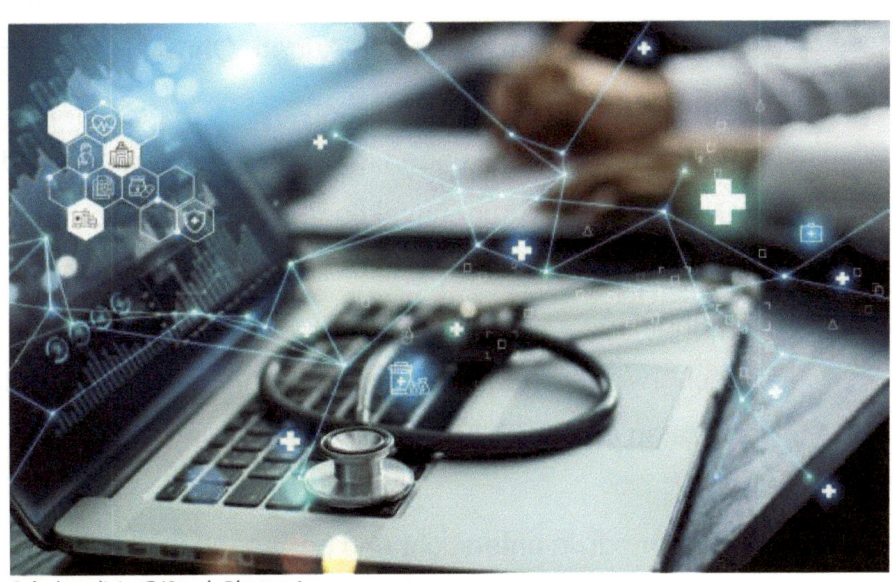

Schulmedizin @iStock-Photos 1

---

[216] Gespräch mit Elke Mückenheim – Pflegefachkraft, spezialisiert auf Aromatherapie in Intensiv Medizin

8.1 Medizinische Fachbereiche

Die Medizin umfasst verschiedene Fachgebiete, die sich mit einem breiten Spektrum an Krankheiten befassen.

Augenheilkunde und HNO (Hals-Nasen-Ohrenheilkunde) sind Bereiche der konventionellen Medizin. Sie konzentrieren sich auf die Diagnose, Behandlung und Betreuung von Krankheiten, die Augen, Ohren, Nase und Rachen betreffen.

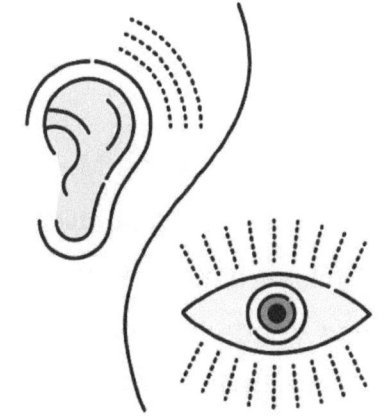

Die häufigsten Erkrankungen in der Augenheilkunde und HNO sind Augeninfektionen, Sehstörungen, Hörprobleme, Mittel- und Innenohrentzündungen, Nebenhöhlenentzündungen und Halsschmerzen.

Medizinische Fachbereiche @iStock-Photos 1

Typischerweise werden diese Erkrankungen mit Medikamenten, Operationen, Hörgeräten und Sehhilfen behandelt.

Die Zahnmedizin untersucht und behandelt Verletzungen und Krankheiten der Zähne, des Zahnfleisches und des Kiefers. Dazu gehören die Entfernung von Karies, die Behandlung von Zahnfleischentzündungen, das Füllen von Lücken mit Ersatzzähnen und die Korrektur von Zahnfehlstellungen. Zahnärzte zielen darauf ab, die

Mundgesundheit zu erhalten und das Aussehen der Zähne und des Kiefers zu verbessern.

In der Dermatologie werden Verletzungen und Krankheiten der Haut, Schleimhäute, Nägel und Haare diagnostiziert und behandelt. Häufige Erkrankungen in der Dermatologie sind Akne, Ekzeme, Herpes, Hautkrebs, Schuppenflechte, Hautinfektionen und Rosazea. Die Behandlung kann lokale und großflächige Medikamentengabe, chirurgische Eingriffe und Lasertherapien umfassen. Viele dieser Behandlungen können ambulant durchgeführt werden und sind oft sehr wirksam.[217]

Die Onkologie[218] konzentriert sich auf die Diagnose und Behandlung von Krebs. Krebs ist eine Krankheit, die sich in verschiedenen Formen manifestiert und durch unkontrolliertes Zellwachstum und -vermehrung gekennzeichnet ist. Wenn sich Zellen zu schnell teilen, können Tumore entstehen, die umliegendes Gewebe und Organe beeinträchtigen und schädigen. Beispiele für Krebs sind Brustkrebs, Lungenkrebs, Hautkrebs, Blasenkrebs und Dickdarmkrebs. Der Behandlungsplan für Krebs hängt von seinem Stadium ab. Zu den Optionen können Operationen, Strahlentherapie,

---

[217] Gespräch mit Dr. Corinna Müller – Oberärztin Innere Medizin
[218] Gespräch mit Silvia Bergmann – Pflegefachkraft, Fachschwester Onkologie, spezialisiert auf unterstützende Heilmittel bei Chemotherapie

Chemotherapie, Hyperthermiebehandlung oder Stammzelltransplantationen gehören.[219]

Ein weiteres medizinisches Fachgebiet ist die Innere Medizin, die die Diagnose und Behandlung von Krankheiten umfasst, die alle inneren Organe und Gefäße betreffen. Dieses Fachgebiet umfasst ein breites Spektrum an Erkrankungen des Herzens und seiner Gefäße, die sogenannte Kardiologie. Häufige Erkrankungen in diesem Bereich sind Herzinfarkt, Bluthochdruck, Herzinsuffizienz und Endokarditis. Neben Medikamenten, Operationen und kleineren Eingriffen ist die

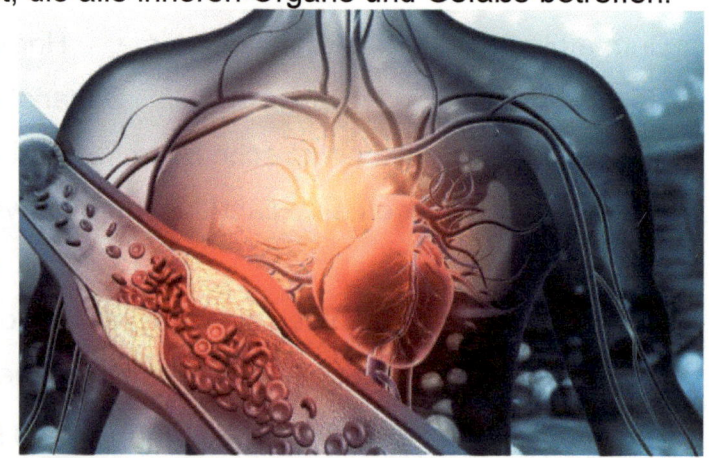

Medizinische Fachbereiche @iStock-Photos 2

Optimierung des Lebensstils oft ein entscheidender Schritt zur Besserung.[220]

Die Pulmonologie betrifft das gesamte Atmungssystem, einschließlich der Bronchien, Nebenhöhlen und Lungen. Zu den häufigsten Erkrankungen zählen Asthma, Atemwegsinfektionen, Bronchitis, Erkältungen und Lungenentzündung. Die

---

[219] Gespräch mit Silvia Bergmann – Pflegefachkraft, Fachschwester Onkologie, spezialisiert auf unterstützende Heilmittel bei Chemotherapie
[220] Gespräch mit Dr. Corinna Müller – Oberärztin Innere Medizin

Symptome können sehr unterschiedlich sein und Kurzatmigkeit, Husten, verstopfte Nase, Fieber und Schmerzen beim Atmen umfassen. Diese Erkrankungen können durch Rauchen, Allergien, Bakterien und Viren ausgelöst werden. Ärzte behandeln diese Erkrankungen mit Medikamenten, Inhalationstherapie, Physiotherapie, Impfungen und in Notfällen mit Sauerstofftherapie.[221]

Magen-Darm-Erkrankungen sind Erkrankungen des Magens und Darms, die von Gastroenterologen behandelt werden. Beispiele hierfür sind Magengeschwüre, Reizdarmsyndrom, Gallensteine, Sodbrennen und Darmpolypen. In den meisten Fällen reichen Medikamente und Ernährungsumstellungen aus und eine Operation wird nur in schweren Fällen durchgeführt.

Die Neurologie ist ein Fachgebiet, das sich auf das Gehirn und seine Bahnen konzentriert. Es gibt zahlreiche Krankheiten, die das Gehirn, das Rückenmark und das Nervensystem beeinträchtigen und schädigen. Zu den Erkrankungen des Nervensystems gehören Epilepsie, Multiple Sklerose, Migräne, Tinnitus,

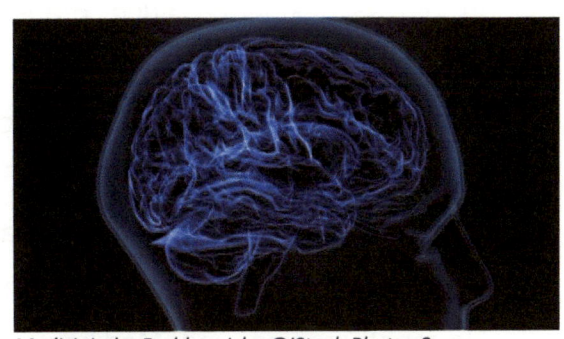

Medizinische Fachbereiche @iStock-Photos 3

---

[221] Gespräch mit Dr. Med. Peter Brandt – Ärztlicher Direktor, Intensiv Medizin/Neurologie

Parkinson-Krankheit, Schlaganfall, Bewusstseinsstörungen, Depressionen und Alzheimer-Krankheit.

Die Behandlung von Erkrankungen des Nervensystems kann je nach Symptomen variieren und kann Physiotherapie, Medikamente, Operationen oder andere Therapien umfassen.[222]

Rheumatologie ist der Zweig der Medizin, der sich mit der Diagnose und Behandlung chronischer entzündlicher Erkrankungen befasst. Rheumatologische Erkrankungen werden als Autoimmunerkrankungen klassifiziert und fallen unter die innere Medizin. In schweren Fällen ist oft eine Operation erforderlich, andernfalls werden normalerweise Physiotherapie und Medikamente empfohlen.[223]

In der Gynäkologie, auch Frauenheilkunde genannt, werden Erkrankungen der weiblichen Geschlechtsorgane behandelt. Dazu zählen Themen wie Menstruationsbeschwerden, Unfruchtbarkeit und Gebärmutterhalskrebs. Bevorzugte Untersuchungsmethoden in der Frauenheilkunde sind Ultraschalluntersuchungen, Vorsorgeuntersuchungen beim Frauenarzt und Screenings zur Früherkennung von Erkrankungen. Gynäkologen behandeln diese Erkrankungen mit Operationen, Hormontherapien und Medikamenten. Ein wesentlicher Teil der Frauenheilkunde

---

[222] Gespräch mit Dr. Med. Peter Brandt – Ärztlicher Direktor, Intensiv Medizin/Neurologie
[223] Gespräch mit Elke Mückenheim – Pflegefachkraft, spezialisiert auf Aromatherapie in Intensiv Medizin

umfasst die Betreuung von Schwangeren und der Geburt, von unkomplizierten prä- und postnatalen Betreuungen bis hin zu Komplikationen von der Empfängnis bis zur Entbindung.[224]

Ein weiteres Fachgebiet ist die Pädiatrie, die sich mit der Gesundheitsversorgung von Säuglingen bis hin zu Erwachsenen befasst. Neben primär im Kindesalter auftretenden Erkrankungen wie Mumps, Röteln und Keuchhusten befassen sich Kinderärzte auch mit pränatalen oder postnatalen Erkrankungen und Schäden verschiedenster Art. Alle möglichen Diagnosen und Behandlungsformen aus anderen Fachrichtungen werden individuell auf die jungen Patienten angewendet.

Die Allergologie untersucht, ob Allergien oder Unverträglichkeiten vorliegen. Reaktionen können zum Beispiel auf Pollen, Nahrungsmittel oder Medikamente auftreten. Medikamente zur Linderung der Symptome, Allergietests und die Vermeidung dieser Stoffe können die Lebensqualität von Patienten mit Allergien deutlich verbessern.[225]

Die Psychiatrie erforscht, diagnostiziert und behandelt psychische Störungen und Krankheiten. Die Seele kann ihren Kampf auf verschiedene Weise ausdrücken und

---

[224] Gespräch mit Dr. Katharina Feistner – Oberärztin Brustzentrum/Gynäkologie
[225] Gespräch mit Silvia Bergmann – Pflegefachkraft, Fachschwester Onkologie, spezialisiert auf unterstützende Heilmittel bei Chemotherapie

damit anzeigen, dass sie mit den äußeren Umständen nicht zurechtkommt. Depressionen, Schizophrenie und viele andere Erkrankungen fallen in dieses Fachgebiet. Therapien und Medikamente spielen eine wichtige Rolle bei der Unterstützung der Genesung der Patienten.

Zu den psychischen Störungen gehört auch die Behandlung von Suchterkrankungen, die darauf abzielt, Abhängigkeiten von Alkohol, Nikotin oder Drogen zu überwinden. Therapeutische Ansätze, Medikamente und die Unterstützung durch psychologische Fachkräfte können Patienten bei ihrer Genesung unterstützen und ihre Gesundheit verbessern.

In allen Bereichen der Medizin wird kontinuierlich intensiv geforscht, um die Ursachen von Krankheiten zu isolieren und vorzubeugen. Ziel dieser Forschung ist es, die bestmöglichen Diagnose- und Behandlungsmethoden zu finden.[226]

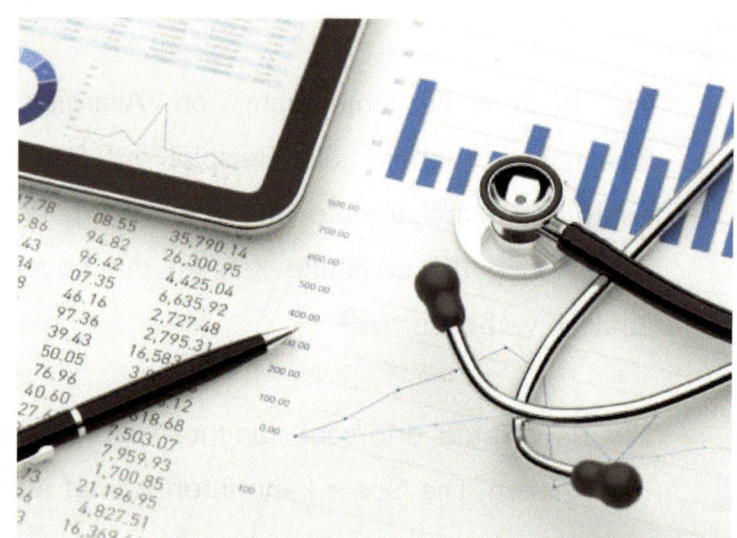

Medizinische Fachbereiche @iStock-Photos 4

---

[226] Gespräch mit Dr. Katharina Feistner – Oberärztin Brustzentrum/Gynäkologie

8.2 Diagnoseverfahren der Medizin

Die in der konventionellen Medizin verwendeten diagnostischen Methoden sind für Patienten von entscheidender Bedeutung, da sie helfen, Krankheiten zu erkennen und zu behandeln. Medizinisches Personal und Ärzte führen Diagnostik auf der Grundlage wissenschaftlicher Erkenntnisse durch, um die Ursachen von Krankheiten zu bestimmen und geeignete Behandlungen sicher anzuwenden.

Diese diagnostischen Methoden werden von den Krankenkassen anerkannt und bilden oft die Grundlage der medizinischen Versorgung.
Zu diesen Diagnostiken gehören Anamneseerhebungen, körperliche Untersuchungen, Labortests, bildgebende Verfahren wie Röntgen, Ultraschall und MRT, Endoskopie und Funktionstests wie EKGs und Lungenfunktionstests.[227]

Bei der Anamneseerhebung werden Symptome, Krankheitsgeschichte, Medikamenteneinnahme und andere relevante Informationen des Patienten erhoben. Dies ist der erste Schritt zur Diagnosestellung.
Im zweiten Schritt untersucht der Arzt den Patienten auf äußere Krankheitssymptome wie Hautveränderungen, Schwellungen oder Schmerzen. Diese Untersuchung kann wichtige Erkenntnisse über die zugrunde liegende Erkrankung liefern.

---

[227] Gespräch mit Dr. Med. Peter Brandt – Ärztlicher Direktor, Intensiv Medizin/Neurologie

Labortests umfassen verschiedene Analysen wie Blut-, Urin-, Stuhl- und Gewebeproben. Diese Tests sind nützlich, um den Zustand von Geweben und Organen zu beurteilen und bestimmte Krankheiten zu diagnostizieren.

Bildgebungsverfahren wie Röntgen, Ultraschall, CT oder MRT helfen dabei, Körperorgane und -strukturen zu visualisieren und Abweichungen oder Veränderungen zu identifizieren.

Bei der Endoskopie wird ein flexibler Schlauch mit einer Kamera und Licht verwendet, der durch natürliche Körperöffnungen oder kleine Einschnitte eingeführt wird, um innere Organe wie Magen, Darm oder Atemwege zu untersuchen.[228]

Funktionstests wie ein EKG, ein Lungenfunktionstest oder ein Belastungstest beurteilen die Leistung von Organen wie Herz, Lunge oder Nervensystem und können bei der Diagnose bestimmter Erkrankungen hilfreich sein.

Das medizinische Personal fasst alle gesammelten Diagnoseergebnisse zusammen, um die Krankheit zu identifizieren und ihre Behandlung zu skizzieren. Während des gesamten Diagnoseprozesses muss sich das medizinische Personal an etablierte Protokolle und Richtlinien halten.[229]

Die Wahl der Diagnosemethoden hängt von der Art der Krankheit oder Verletzung ab, wobei die Krankengeschichte und die Symptome des Patienten eine wichtige Rolle

---

[228] Gespräch mit Jessica Hoffmann – Leitung Radiologie
[229] Gespräch mit Dr. Med. Peter Brandt – Ärztlicher Direktor, Intensiv Medizin/Neurologie

spielen. Einige Diagnosemethoden können chirurgische Eingriffe erfordern, während andere nicht-invasiv durchgeführt werden können.

Eine rechtzeitige Diagnose ist für Patienten wichtig, da sie eine wirksame Behandlung und erfolgreiche Genesung ermöglicht.[230]

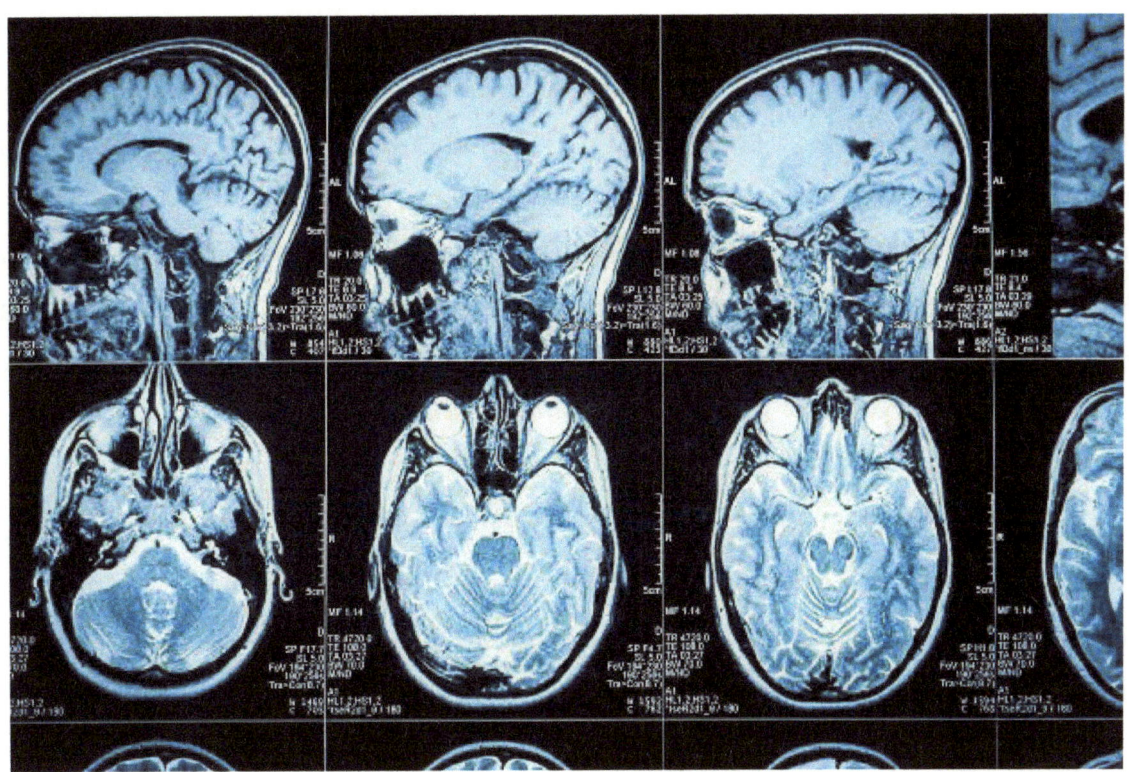

Diagnoseverfahren Medizin @iStock-Photos 1

---

[230] Gespräch mit Jessica Hoffmann – Leitung Radiologie

8.3 Behandlungsmethoden der Schulmedizin

In der Medizin gibt es zahlreiche Behandlungsmethoden, die je nach Krankheit oder Beschwerden des Patienten zum Einsatz kommen.

Zu den etabliertesten Methoden zählen die medikamentöse Therapie, Chirurgie, Physio-, Ergotherapie, Logopädie, Psychotherapie, Strahlentherapie und Immuntherapie.

Bei manchen Methoden ist der Übergang zu naturheilkundlichen Therapieansätzen fließend. In der Physiotherapie beispielsweise basiert die Hydrotherapie auf wissenschaftlichen Erkenntnissen, fällt aber unter die naturheilkundlichen Anwendungen.

In der Physiotherapie werden spezielle Übungen, Massagen, Elektrotherapie und verschiedene andere Techniken eingesetzt, um die Beweglichkeit des Patienten nach Verletzungen oder Operationen wiederherzustellen, Schmerzen zu lindern und Krankheitssymptome zu behandeln.

Die Ergotherapie konzentriert sich auf die Wiederherstellung, Verbesserung und Erhaltung der Selbständigkeit und Handlungsfähigkeit von Patienten in

Alltagssituationen. Hierbei stehen den Therapeuten die unterschiedlichsten Techniken zur Verfügung.

Logopäden diagnostizieren, beraten und therapieren Menschen jeden Alters mit Sprachstörung, Sprech-, Stimm- Hör- und Schluckauffälligkeiten.[231]

Bei der medikamentösen Behandlung werden Medikamente verabreicht, um Krankheiten und deren Symptome oder Beschwerden zu behandeln. Dies geschieht in Form von Tabletten, Injektionen, Salben oder auch Inhalationen.[232]

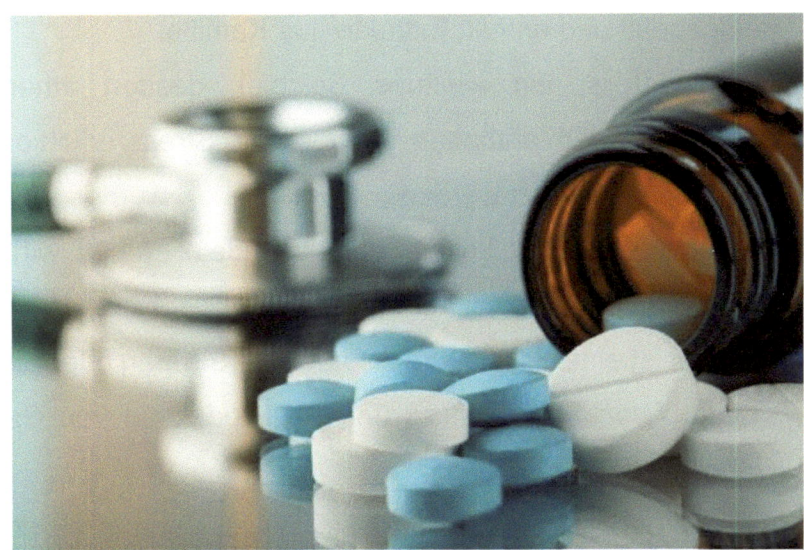
Behandlungsmethoden Medizin @iStock-Photos 1

Viele Menschen sind sich bei der Einnahme von Medikamenten nicht bewusst, dass in der modernen Medizin

[231] Gespräch mit Physiotherapeuten Marcel Mahner und Sandra Seifert
[232] Gespräch mit Dr. Corinna Müller – Oberärztin Innere Medizin

zahlreiche Medikamente auf den Inhaltsstoffen von Kräutern basieren. Sie spielen eine wichtige Rolle bei den Wirksamkeiten der jeweiligen Medikamente.

Kamille kann beispielsweise nicht nur als Tee konsumiert werden, sondern ist auch in vielen Arzneimitteln enthalten, die zur Linderung von Magenproblemen und zur allgemeinen Beruhigung eingesetzt werden können. Medikamente wie 'Kamillan' wird bei Entzündungen der Schleimhäute und Problemen mit dem Magen-Darm-System eingesetzt und enthält Extrakte aus Kamille.

Lavendel ist ein weiteres Beispiel, dessen ätherisches Öl in verschiedenen Medikamenten enthalten ist, die zur Stressreduktion und zur Verbesserung des Schlafs eingesetzt werden.

Das Medikamente „Lasea", das Lavendelöl enthält, wird häufig bei Angstgefühlen oder innerer Unruhe verschrieben.

Ingwer ist eine Heilpflanze die häufig in Sirupen oder Bitterelixieren enthalten ist. Diese fördern den Speichelfluss und die Produktion von Gallenflüssigkeit und bekämpfen Übelkeit.[233]

Viele kennen Thymian nur als Gewürz, doch in vielen Hustensäften wie „Aspecton" und Erkältungsmedikamenten wie „ipalat Hustenpastillen" ist Thymian enthalten und sorgt dafür, dass sich der Schleim lösen kann, das Abhusten leichter wird und die Verkrampfungen der Bronchialmuskulatur gelindert werden.

---

[233] Gespräch mit Silvia Bergmann – Pflegefachkraft, Fachschwester Onkologie, spezialisiert auf unterstützende Heilmittel bei Chemotherapie

Salbei ist ein weiteres Heilkraut, das oft in Medikamenten vorkommt und zur Behandlung von Halsschmerzen eingesetzt wird. Medikamente wie „InfectoGingi Mundgel", „Salviathymol N Madaus" und „Dallmann's Salbeibonbons" wirken bei Halsschmerzen betäubend und verhindert, dass die Schmerzreize zu den Nerven gelangen. Der Hals ist eine Zeit lang unempfindlich für den Schmerz und der Juckreiz wird gleichzeitig unterdrückt.

Diese Heilkräuter sind nur einige Beispiele, die zeigen, wie wichtig natürliche Wirkstoffe in der modernen Pharmazie und Medizin sind.[234]

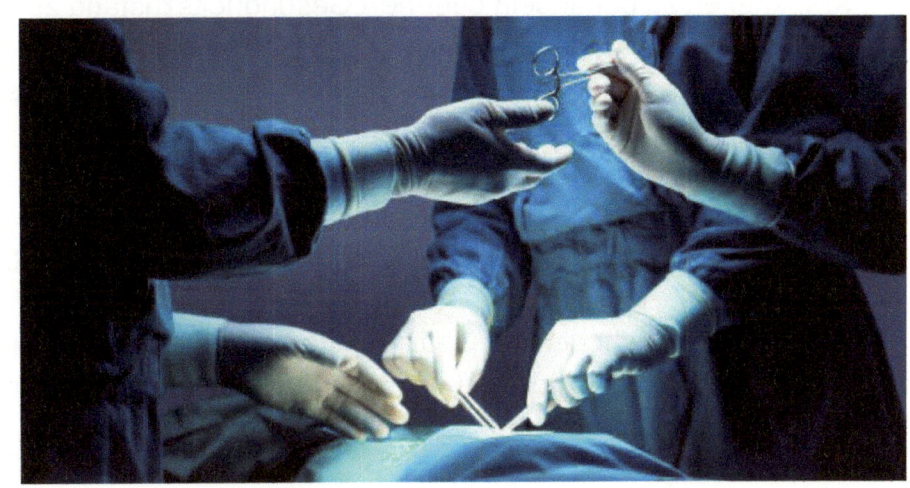

In der Chirurgie werden operative Eingriffe durchgeführt, um Krankheiten und Verletzungen des Patienten zu behandeln.

Behandlungsmethoden Medizin @iStock-Photos 1

Zur Behandlung psychischer Probleme wie Depressionen, Angstzuständen, Verhaltensstörungen oder Traumata werden Therapien wie Gesprächstherapie,

---

[234] Gespräch mit Elke Mückenheim – Pflegefachkraft, spezialisiert auf Aromatherapie in Intensiv Medizin

Hypnose, kognitive Verhaltenstherapie oder andere psychotherapeutische Methoden eingesetzt.

Die Verwendung von Strahlung zur Behandlung von Krebs und zur Zerstörung von Tumorzellen wird als Strahlentherapie bezeichnet.

Akupunktur, Homöopathie und traditionelle Heilmethoden zur Behandlung von Krankheiten gelten in der Medizin als Alternativen.

Bei der Ernährungstherapie wird die Ernährung des Patienten angepasst, um Krankheiten zu behandeln oder den Gesundheitszustand zu verbessern.

Die Immuntherapie zielt darauf ab, das Immunsystem zu stärken, um Infektionen, Autoimmunerkrankungen oder Krebs zu bekämpfen.[235]

In der konventionellen Medizin gibt es zahlreiche ergänzende Behandlungsmethoden. Die Diagnose des Arztes und der Zustand des Patienten bestimmen ihre Anwendung.

Behandlungsmethoden müssen auf jeden einzelnen Patienten zugeschnitten sein und seine persönlichen Vorlieben und seinen Gesundheitszustand berücksichtigen.[236]

---

[235] Gespräch mit Dr. Katharina Feistner – Oberärztin Brustzentrum/Gynäkologie
[236] Gespräch mit Elke Mückenheim – Pflegefachkraft, spezialisiert auf Aromatherapie in Intensiv Medizin

9.0 Zukunftsperspektiven für die Heilkräuterkunde

Kräutermedizin als Bestandteil der Naturheilkunde umfasst die Verwendung von Pflanzen und ihren Extrakten zur Förderung der Gesundheit und Behandlung von Krankheiten und stützt sich dabei auf traditionelle, kulturelle und empirische Ansätze.

Sie unterscheidet sich stark von der konventionellen Medizin, die sich auf evidenzbasierte Praktiken und pharmazeutische Produkte konzentriert.

Die Verwendung von Kräutern hat jedoch tiefe historische Wurzeln und etablierte sich lange vor der Entstehung der konventionellen Medizin, obwohl konventionelle Methoden sie schließlich verdrängten.

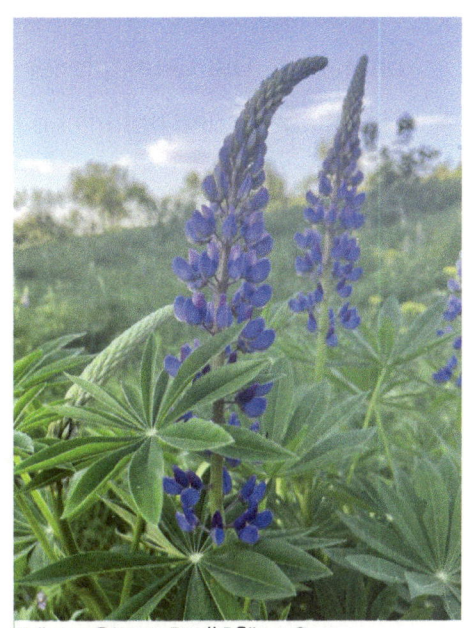

Kräuter @Inara-Estell Pflüger 2

Trotzdem bleiben Kräuterpraktiken in vielen Kulturen tief verwurzelt.

Derzeit legt die konventionelle Medizin den Schwerpunkt auf klinische Studien und die Entwicklung von chemischen Arzneimitteln, was die Kräutermedizin nicht ausreichend unterstützt, da man glaubt, dass sie zu sehr auf Traditionen und unbewiesenen Erfahrungen beruht.

Dies führt zu vielen Vorurteilen gegenüber der Kräutermedizin in konventionellen medizinischen Kreisen, die diesen Heilungsansatz oft als unwissenschaftlich betrachten. Dabei sind in 35 % der Medikamente natürliche Wirkstoffe aus Kräutern enthalten. Die Grundpfeiler der heutigen Medizin ist das Wissen der Urvölker über Heilpflanzen und natürliche Heilung und dessen Weiterentwicklung.

In den Fachbereichen der Medizin werden in der heutigen Zeit schon einige Heilkräuter verwendet. Die Integration der Heilpflanzen in die medizinischen Behandlungen hat aber noch viel Potenzial zur Erweiterung in Zukunft.

In der Augenheilkunde wird Kamille in Form von Aufgüssen oder als Augenkompressen verwendet, um Augenentzündungen zu lindern. Es gibt bereits standardisierte Augenpflegeprodukte, die Kamille enthalten. Die Zusammenarbeit zwischen Augenärzten und Phytotherapeuten kann dabei helfen, neue und verbesserte Produkte zu entwickeln. In der Hals-Nasen-Ohrenheilkunde wird Spitzwegerich schon zur Behandlung von Halsschmerzen in Form von Tee verwendet. In Zukunft sollte dieses Kraut in die Behandlung von Allergien und Atemwegserkrankungen, durch gezielte Kombinationstherapien, integriert werden. Um das Misstrauen der HNO-Ärzte gegenüber den Behandlungen mit Kräutern zu reduzieren und eine weitere Integration in die Therapien zu ermöglichen, wird die Wirkungen von Heilkräutern auf Allergien und Atemwegserkrankungen weiter erforscht. Ärzte sollten in der Anwendung der Phytotherapie bereits im Studium intensiv geschult werden.

In der Zahnmedizin werden Salbei und Kamille in Mundspülungen verwendet, um Zahnfleischentzündungen zu behandeln. Diese Heilkräuter sind bekannt für ihre entzündungshemmenden Eigenschaften, was sie für die Mundpflege besonders wertvoll macht. Zukünftig könnten natürliche Mundpflegeprodukte weiterentwickelt werden, die auf der Basis von Heilkräutern wie Salbei und Kamille zur Vorbeugung von Parodontalerkrankungen dienen. Dies würde eine Erweiterung der Therapieoptionen im zahnmedizinischen Bereich darstellen.
Intensivierte Forschungen zur langfristigen Wirksamkeit von Kräutern in der Mundpflege schaffen eine solide wissenschaftliche Grundlage, die Akzeptanz und Anwendung solcher Produkte zu fördern.

In der Dermatologie wird die Ringelblume zur Behandlung von Wunden und Hautentzündungen eingesetzt. Diese Pflanze ist bekannt für ihre heilenden Eigenschaften auf der Haut und wird oft als Salbe verwendet, um die Heilung und Linderung von Hautproblemen zu unterstützen.

Die Entwicklung spezifischer topischer Anwendungen und

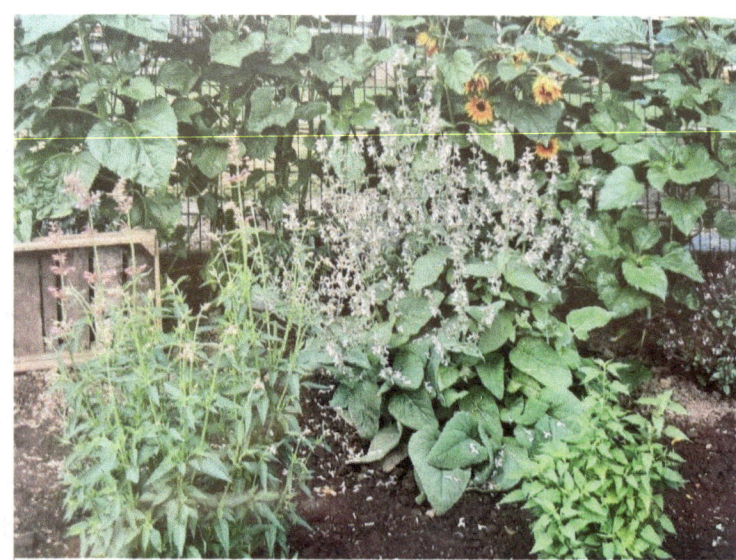

Kräuter in der Natur @Elke Mückenheim 2

Salben sollte gezielt auf die Bedürfnisse verschiedener Hautkrankungen abgestimmt sein, was eine Personalisierung der Behandlung ermöglicht.

Die Etablierung von Qualitätsstandards zur Herstellung von Hautpflegeprodukten ist wichtig, um Konsistenz und Effektivität sicherzustellen.

Diese Kombination aus aktueller Nutzung und zukünftigen Innovationen zeigt das Potenzial der Pflanzenmedizin in der Hautpflege und unterstreicht die Wichtigkeit wissenschaftlicher Validierung und Qualitätskontrolle.

Im Bereich der Onkologie wird zum Beispiel Ingwer eingesetzt, um Übelkeit während der Chemotherapie zu lindern. Diese Anwendung basiert auf den bekannten

Wirksamkeiten von Ingwer, die helfen können, die Nebenwirkungen der Chemotherapie zu mildern und die Lebensqualität der Patienten zu verbessern. Der Einsatz von Kräutern und ihren Eigenschaften hat in vielen Chemoambulanzen bereits ihren festen Platz, um die Krebsbehandlung zu unterstützen und die Lebensqualität weiter zu steigern. Hier gibt es bereits umfassende Erfahrungen zum Beispiel in den Brustzentren der KMG-Kliniken. Hier sind die Onkologen vielen ihrer Kollegen einen Schritt voraus und kombinieren neben der Chemotherapie eine begleitende Bewegungstherapie und Phytotherapie mit verschiedensten Anwendungsformen.

In der Kardiologie wird Rosmarin bereits vermehrt eingesetzt, um die Durchblutung des Herzens zu fördern. Für die Zukunft muss man die Möglichkeit in Betracht ziehen, Heilkräuter umfassend in die Behandlung von Herz-Kreislauf-Erkrankungen zu integrieren, um die medikamentöse Therapie zu unterstützen. Diese Integration könnte eine wichtige Rolle bei der Verbesserung der Behandlungsergebnisse bei Herzpatienten spielen.

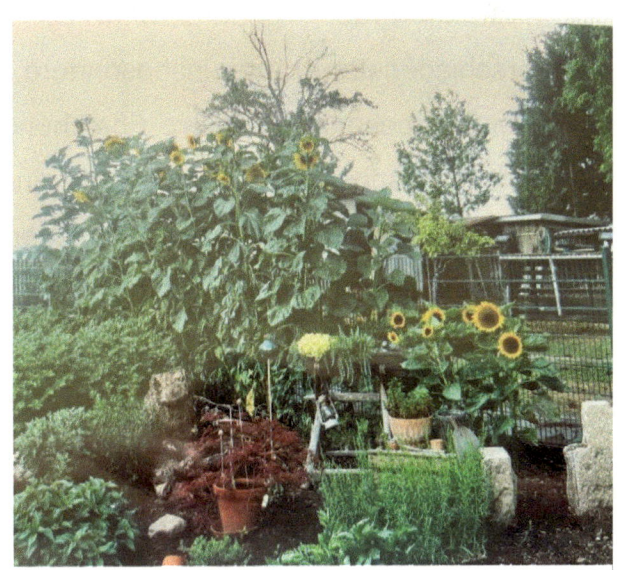

Kräuter im Garten @Elke Mückenheim 4

Auf dem Medikamenten- und Ergänzungsmittelmarkt gibt es schon eine Vielzahl an Tabletten und Kapseln, die auf Kräutern basieren und das Herz-Kreislaufsystem unterstützen.

Hier ist die Entwicklung von Leitlinien notwendig, um für medizinische Fachkräfte klare Anwendungsrichtlinien für diese natürlichen Heilmittel zu schaffen und deren Einsatz in der kardiologischen Medizin zu standardisieren.

In der Gynäkologie wird Schafgarbe zur Linderung von Menstruationsbeschwerden eingesetzt, während Fenchel-Anis-Tee als Mittel zur Förderung des Milchflusses bei stillenden Frauen genutzt wird. Die Wirksamkeit und Anwendungsmöglichkeiten verschiedenster Kräuter insbesondere bei Frauenleiden sind noch nicht ausreichend öffentlich bekannt. Intensive Forschung über die Wirkmechanismen der Kräuter bei gynäkologischen Beschwerden und eine enge Zusammenarbeit mit Gynäkologen, um die Heilmittel effektiv in die Patientenversorgung zu integrieren, können hier ein wichtiger Schritt in die Zukunft sein.

Bei Atemwegserkrankungen werden Kräuter wie Thymian und Spitzwegerich bei Husten eingesetzt, da sie schleimlösend und beruhigend wirken. Poleiminze wird bei Asthma verwendet, weil sie krampflösend und entzündungshemmend ist.

Für die Zukunft sollten weitere Kombinationspräparate entwickelt werden, um bei chronischen Atemwegserkrankungen zu helfen. Die synergistischen Effekte verschiedener Kräuter bei der Allergiebehandlung sollten weiter erforscht werden.

Bei Magen-Darm-Erkrankungen werden Fenchel und Anis häufig zur Linderung von Verdauungsbeschwerden eingesetzt. Diese Kräuter haben krampflösende und verdauungsfördernde Eigenschaften. Kamille wird oft beim Reizdarmsyndrom eingesetzt, da sie beruhigend und entzündungshemmend wirkt.

In der Zukunft könnten Kräuter häufiger gezielt in Lebensmitteln integriert werden, um Verdauungsstörungen vorzubeugen. Um diese Anwendungen zu fördern, wäre es wichtig, die Forschung zu Kräutern in der Gastroenterologie zu intensivieren und die Bevölkerung über ihre Vorteile aufzuklären. Das könnte es den Patienten leichter machen, eher unterstützend zu Verdauungsfördernden Lebensmitteln mit Kräutern zu greifen, statt nach Schmerzmitteln.

Die Anwendung von Kräutern im neurologischen Bereich ist vielfältig. Gegen Stress und Angst werden Lavendel und Zitronenmelisse eingesetzt, da sie beruhigend und angstmindernd wirken. Bei Kopfschmerzen findet Ingwer Anwendung, der entzündungshemmende Eigenschaften besitzt.

Gingko ist schon lange ein bekanntes Heilmittel der Natur zur Unterstützung der Denk- und Gedächtnisleistung.

Erforderliche Maßnahmen zur Förderung dieser Anwendungen sollten interdisziplinärer Forschungsprojekte sein, um die Auswirkungen von Kräutern auf die geistige Gesundheit zu erforschen, sowie die Entwicklung von Aufklärungskampagnen, um die stressreduzierenden Möglichkeiten von Kräutern bekannter zu machen.

In der Rheumatologie werden Kräuter wie Brennnessel und Engelwurz bei entzündlichen Erkrankungen eingesetzt. Diese Kräuter haben entzündungshemmende und schmerzlindernde Wirkungen. Bei Gelenkschmerzen wird zum Beispiel häufig Beinwell als Salbe verwendet. Die entzündungshemmenden Eigenschaften von Kräutern können in der Langzeittherapie von Arthritis als Therapie mit eingesetzt werden. Gleichzeitig sollte die Kombination von Kräutern mit chemischen Schmerzmitteln vermehrt berücksichtigt werden, um die Lebensqualität der Erkrankten zu verbessern und gleichzeitig den Medikamentenkonsum zu senken.

Heilkräuter werden in der Psychiatrie zur Unterstützung bei Angst, Depressionen und Schlafstörungen eingesetzt werden. Johanniskraut wirkt stimmungsaufhellend und wird in Form von Tee bei Depressionen verwendet. Lavendel und Zitronenmelisse wirken beruhigend und werden bei Angstzuständen bei Patienten als Tee oder in Kapseln gegeben. Baldrian, hat eine beruhigende Wirkung und dient als Hilfe zum Einschlafen als Tee oder als Kapsel.

In Zukunft sollten mehr Studien durchgeführt werden, die die spezifischen Wirkstoffe in Kräutern wie zum Beispiel Phenole oder Cumarine untersuchen, um ihre positiven Wirkungen zu belegen. Dies erfordert deutlich mehr wissenschaftliche Forschung zur Wirksamkeit von Kräutermedizin. Die Einbeziehung von Kräuterstudien in die medizinischen Lehrpläne sollte zu einem festen Bestandteil werden, um zukünftige Ärzte über die Möglichkeiten der natürlichen Heilung aufzuklären und altbewährtes Wissen mit neuen Erkenntnissen intensiver zu verbinden. In den Leitlinien zur Behandlung von Krankheiten sollte das Wissen über Kräuter und deren Wirkung auf verschiedenste Symptome ersichtlich werden, um Ärzten eine bessere Orientierung zu geben.

Patienten sollten schon im Erstgespräch beim Arzt mehr Informationen über die Wirksamkeit von Kräuterheilmitteln und deren Anwendung erhalten. Um dies zu unterstützen, könnten Kräuterheilkundler mehr Informationsmaterial entwickeln, das sie vor der Behandlung an Patienten verteilen und Ärzten dabei helfen, ihre Patienten effektiver aufzuklären.

Neue Standards und Zertifizierungen für natürliche Kräuterprodukte sollten entwickelt werden, um die Sicherheit und Qualität der Behandlungen zu gewährleisten. Eine verstärkte Kontrolle der Kräuterpräparate ist notwendig, um Qualitätsprobleme bei der Herstellung dieser Mittel zu vermeiden.

Darüber hinaus ist die Kommunikation über mögliche Wechselwirkungen mit herkömmlichen Medikamenten für die Behandlungssicherheit wichtig.

Die Kräutermedizin hat großes Potenzial die Gesundheitsversorgung durch ergänzende natürliche Ansätze in der Zukunft zu verbessern.
Eine stärkere wissenschaftliche Grundlage und die Integration in die konventionelle Medizin, führt zu einem umfassenderen individuelleren Gesundheitssystem.

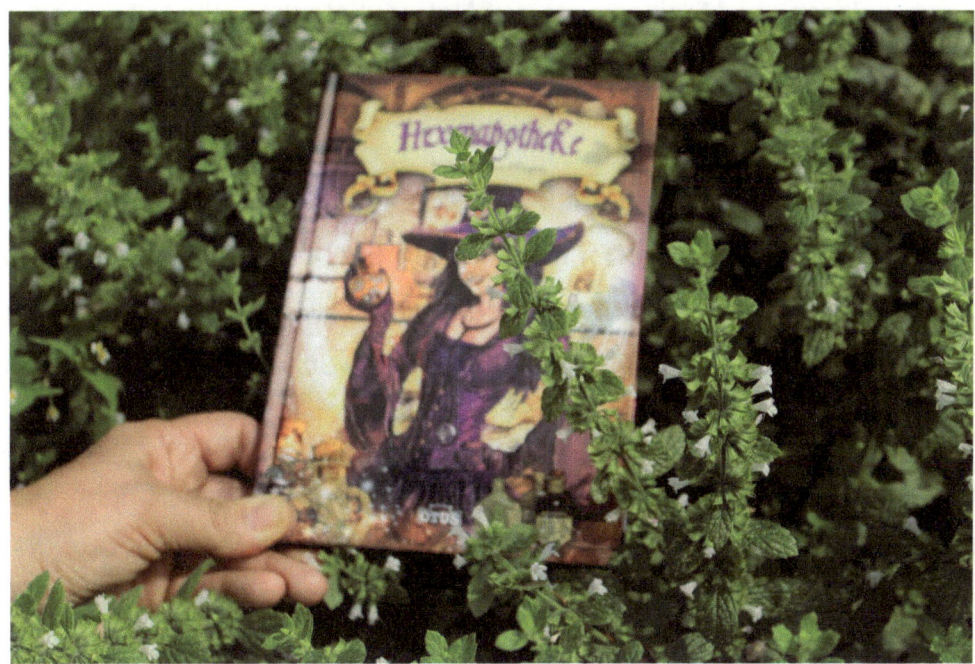

Kräuter @Inara-Estell Pflüger 3

10. Abschließende Gedanken

Die Untersuchung des Themas „Heilkräuter - Mythos oder Medizin?" zeigt, dass Heilkräuter in der Geschichte der Medizin eine zentrale Rolle spielen und nie rein mythischer Natur waren.

Ihre Wurzeln reichen tief in die Traditionen der Menschheit zurück, wobei sie als Grundlage für viele moderne medizinische Praktiken dienen. Tatsächlich basieren fast

35% aller zugelassenen Medikamente auf Natursubstanzen, die teilweise bereits von Urvölkern in geringeren Dosierungen verwendet wurden. Dies verdeutlicht die enge Verbindung zwischen traditioneller Kräutermedizin und der modernen Pharmazie.

Heilkräuter, die in der Phytotherapie, die zur Naturheilkunde zählt, angewendet werden, finden in verschiedenen medizinischen Fachbereichen bereits Anwendung, von der Augenheilkunde bis hin zur Psychotherapie. Dabei bieten sie Lösungen für eine Vielzahl von Beschwerden und Krankheiten, sowohl akuten als auch chronischen.

Die bereits durch wissenschaftliche Studien belegte Wirksamkeit einiger Heilkräuter untermauert ihre Bedeutung in der heutigen Medizin, wenngleich noch viel weiterer Forschungsbedarf besteht.

Die Kombination von traditionellem Wissen und modernen Erkenntnissen ist entscheidend für die Akzeptanz und Anwendung von Heilkräutern in der medizinischen Praxis. Dies hat die Recherche über Heilkräuter und die Hexenverbrennung und die Befragung moderner Kräuterfrauen untermauert. Die Unwissenheit über Heilung und Kräuter sorgte in der Vergangenheit dafür, dass das Vertrauen in die natürlichen Heilkräfte fehlte. Heute sind die Menschen besser informiert und jeder kann mit ausreichend Wissen selbst zu einem Kräuterexperten werden. Die befragten „Kräuterfrauen" waren gut informiert und in der Lage, selbst Heilmittel herzustellen und anzuwenden.

Die Grenzen zwischen Schulmedizin und Kräutermedizin verschwimmen zunehmend, da viele Medikamente auf Inhaltsstoffen von Kräutern basieren. Diese Erkenntnis führt dazu, dass die Wirksamkeit der Heilkräuter zwar teilweise immer noch für einen Mythos gehalten wird, aber ein noch nicht vollständig erforschtes Feld mit viel Potenzial

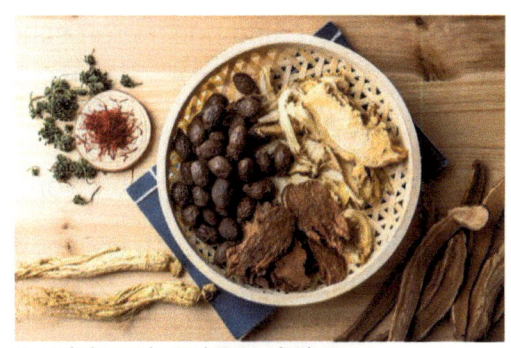

Natürliche Heilmittel @iStock-Photos 1

für die Zukunft ist. Durch die schon erforschten Wirksamkeiten einiger Kräuter sind diese bereits ein fester Bestandteil der Medizin und wirksam gegen viele Beschwerden und Krankheiten.

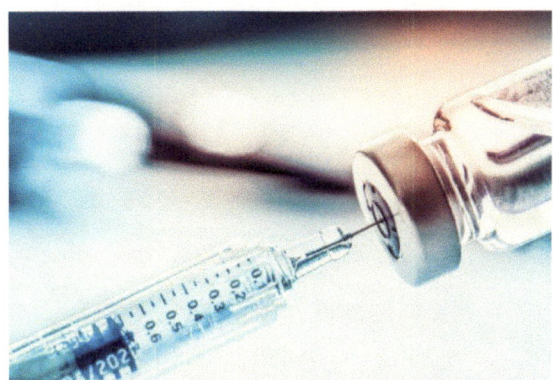

Schulmedizin @iStock-Photos 2

Heilkräuter sind und waren schon immer Medizin!

Eine stärkere Integration von Heilkräutern in die Schulmedizin könnte neben der weiteren Forschung zu besseren Behandlungsergebnissen und einer ganzheitlicheren Patientenversorgung für die Menschen führen.

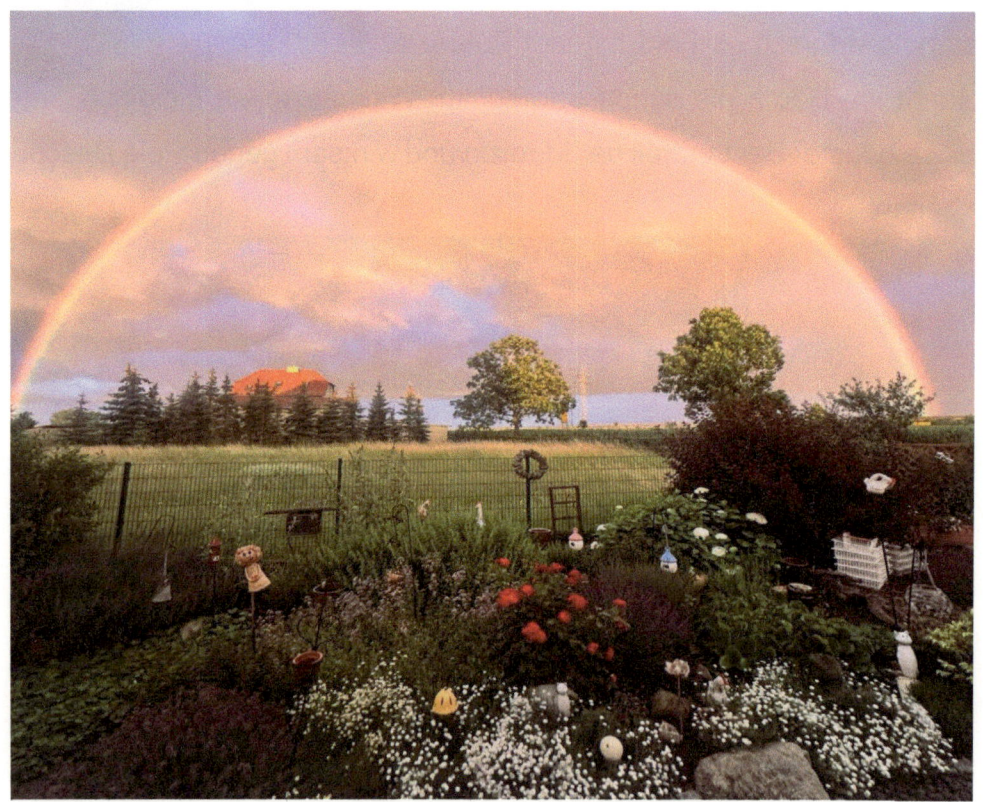

Kräuter im Garten @Elke Mückenheim 5

Literaturverzeichnis

Nachname	Vorname	Titel	Verlag	Erscheinungsjahr
Archer	Heike	Studienheft 1 "Pflanzenheilkunde – eine Einführung"		
Readers	Digest	Die Ganze Welt der Kräuter	Das Beste GmbH	2013
Polunin & Robbins	Miriam & Cristopher	Heilkräfte der Natur	Unipart-Verlag, Stuttgart	1992
Kloster	Bernhardt	Leitfaden Physiotherapie	Gustav-Fischer-Verlag	1994
Seifert	Sandra	Gespräch mit Physiotherapeuten Marcel Mahner und Sandra Seifert		
Mahner	Marcel	Gespräch mit Physiotherapeuten Marcel Mahner und Sandra Seifert		
Langhans & Thies	Dipl. Med. - Päd. Sabine und Ursula	Physiotherapie - Krankengymnastik	VEB Verlag Volk und Gesundheit Berlin	1975
Archer	Heike	Studienheft 2 "Pflanzenheilkunde - eine Einführung"		
Graf	Sandra	Hexenapotheke - Heilen, Lindern, Pflegen	Otus-Verlag	2015
McHoy & Westland	Peter & Pamela	Die Kräuterbibel - Praktische Kräuterkunde für Garten und Gesundheit	Könemann Verlagsgesellschaft GmbH	1994

Shana-McWhorter, PharmD., University of Utah College of Pharmacy	Laura	Studie: Johanniskraut - MSD - Manual Profi-AusgabeMSD Manuals: https://www.msdmanuals.com >nahrungsergänzungsmittel	MSD - Manual für medizinische Fachkreise	2023
Gouws, North West University	Chrisna	Studie: Traditionelle afrikanische Medizin und konventionellen Medikamenten: Freunde oder Feinde?	Studie: Traditionell afrikanische Medizin	2018
Strehlow	Wighard	Die Heilkunde der Hildegard von Bingen	Weltbild	2007
StudySmarter - Redaktionsteam		Studie: Hexenverfolgung: Ursachen, Opferzahlen & Ende /StudySmarter Umfrage: Hexenfragen	StudySmarter	
Apelian, Ph.D. & Davis	Nicole & Claude	Das verlorene Buch der Kräuterheilmittel		2022
Siegel	Gerhardt	Heilpflanzen als Hausmittel	Unipart Media GmbH, Offenbach	1966
Chevallier	Andrew	Die BLV-Enzyklopädie der Heilpflanzen: Über 550 Heilkräuter, ihre medinische Wirkung und Anwendung		
Maurer	Simon	Studie: Heilpflanzen: Welche Kräuter laut Wissenschaft wirken? - INNERE MEDIZIN -	Tagesblatt	2022

Schatzsuche in Paracelsus'
Garten

Maringer, FNL-Kräuterexpertin, Diätologin	Elisabeth	Studie: Lungekraut stärkt Lunge und Atemwege	Website - Herzkreislaufsystem Groß Gerungs	
Flick, Heilrpäktikerin	Anja Alijah	Studie: Leberrblümchen - Hepatica-Nobilis; https://www.vorsichtgesund.de/glossary/leberbluemchen-hepatica-nobilis-%E2%80%A0	Website - Vorsichtgesund	2018
	Katja - Readakteurin Planetura	Studie: Leberblümchen planzen & pflegen - Planetura	Website - Planetura	
Kräuterbuch Redaktion		Studie: Salicylgehalte ausgewählter Pflanzen und Kräuter	Website - Kräuterbuch	
Kräuterbuch Redaktion		Studie: Mineralstoffgehalt in Kräutern	Website - Kräuterbuch	
Goldmann für twinbooks	Melanie	Hexen ABC: Enzyklopädie und Rezepturen aus Feld, Wad und Wiese	Otus-Verlag	2015
Brandt	Dr. Med. Peter	Gespräch mit Dr. Med. Peter Brandt - Ärztlicher Direktor, Intensiv Medizin/Neurologie		
Mückenheim	Elke	Gespräch mit Elke Mückenheim - Pflegefachkraft,		

		spezialisiert auf Aromatherapie in Intensiv Medizin
Müller	Dr. Corinna	Gespräch mit Dr. Corinna Müller - Oberärztin Innere Medizin
Bergmann	Silvia	Gespräch mit Silvia Bergmann - Pflegefachkraft, Fachschwester Onkologie, spezialisiert auf unterstützende Heilmittel bei Chemotherapie
Feistner	Dr. Katharina	Gespräch mit Dr. Katharina Feistner - Oberärztin Brustzentrum/Gynäkologie
Hoffmann	Jessica	Gespräch mit Jessica Hoffmann - Leitung der Radiologie

Abbildungsverzeichnis

Inara-Estell Pflüger

Sichtblickfotografie

Salicylgehalte Kräuter/Mineralstoffgehalte @Kräuterbuch

Elke Mückenheim

iStock Photos

Word-Archivbilder

Definitionsverzeichnis

adstringierend	Lassen Oberflächengewebe schrumpfen, straffend
Allantoin	geruchloser kristaliner Stoff
Anthocyane	Wasserlösliche Pflanzenfarbstoffe
Anthrachinone	Pflanzenstoff, abführend wirkend
antikanzerogen	Substanzen, die Entstehung von Krebs verhindern oder hinauszögern
antimikrobiell	Hemmt Wachstum von Mikroorganismen
antioxidaditv	Überbegriff für Moleküle, die den Körper vor freien Radikalen schützen
Archaisch	frühzeitlich
ätherisch	flüchtig, schnell verdunstend
Ayuveda	traditionelle indische Heilkunst
Benzopyrone	Sekundärer Pflanzenstoff, blutverdünnend, antibakteriell
Borneole	in der Natur vorkommende chemische Verbindung
Campher	natürliche Substanz, farbloser Feststoff aus Kampferbaum
Carvacrol	Ätherisches Öl, chemische Verbindung

Carvacrol	Naturstoff in ätherischen Ölen
catechin	Zählt zu Flavonoiden
Cholesterin	Notwendiger Baustein der Zellmembran der Körperzellen
Cineol	pflanzlicher Wirkstoff auch Eucalyptol genannt
cunarin	Sekundärer Pflanzenstoff, Blutverdünnend, antibakteriell
degenerativ	Veränderung durch Abnutzung, Verschleiß, Alterung
Destilation	thermisches Trennverfahren
Elektrolythe	In Wasser gelöste Mineralsalze
Endokarditis	Herzinnenhautentzündung
Ethnobotanik	Lehre der Wechselbeziehung zwischen Mensch und Pflanzen
Eugenol	Hauptbestandteil des Nelkenöls
Evidenz	Wissenschaftliche Belege aus Studien
expektorierend	Schleim auswerfen
Flavanoide	Gruppe der Naturstoffe, Blütenfarbstoff
Gingerol	Geschmacksgebende Komponente des Ingwers

Globuli	Kügelchen aus Saccharose, die mit potenzeirten Wirkstoffen imprägniert sind
Glukosinolate	Vorstufe von Geschmacksstoffen, der Kreuzblütengewächse
Hydroxyl	Wasserstoffatom ist an ein Sauerstoffatom gebunden
interdisziplinär	Methoden und Denkweisen verschiedener Disziplinen einzubringen
Inuli	natürlicher Ballaststoff
Isothiocyanote	Pflanzliche Geruchs- u Geschmacksstoffe
kardioprotektiv	Das Herz schützend
karminativ	Phytotherapeutischer Wirkstoff gegen Blähungen
Khellin	Herzwirksamer Pflanzenstoff, schützt Haut vor UV
Kolloide	Makromoleküle, die in anderem Medium fein verteilt sind
Leukotrinen	Hochaktive Fettsäuren, entzündungsfördernde Botenstoffe
Linalool	Natürlicher Duftstoff, organisch-chemische Verbindung
Marrubiin	Bitterstoff, wirkt abschwellend
Maxibustion	Akkupunkturpunkte werden durch Hitze stimuliert
Mazeration	einweichen

Menthol	chemische Verbindung in Pflanzen enthaltend, minzig
Myrosinase	Pflanzliches Enzym
Neurodermitis	chronische nicht ansteckende Hautkrankheit
neuroprotektiv	Schutz von Nervenzellen
pathogene	Krankheitserreger
Perkolation	durchfließen einer Flüssigkeit durch festes Substrat
Phenole	Aromatische chemische Verbindungen in Pflanzen
Phenolsäure	aromatische chemische Verbindungen
Phytopharmaka	Arzeneimittel pflanzlichen Ursprungs
Phytosterole	Chemische Verbindung in Pflanzen, wirken Cholesterinsenkend
Polysaccharid	Kohlehydrate, Vielfachzucker
Prävention	Vorbeugen, Verhüten von Krankheiten
Prostaglandinen	Chemische Verbindung, wirken als Gewebshormon
Protoanemonin	Bakterizid, stark reizend, chemische Verbindung
Psoriasis	Schuppenflechte

Pulegon	chemische Verbindung, pfefferminzartig
Pyrrolizidinalkaloide	Giftiger Naturstoff,
Relaxans	Entspannend
Rhizome	Sprossachsensystem über oder unter der Erde
Rosarea	Hauterkrankung, vorwiegend im Gesicht
Sapoine	Oberflächenaktive Stoffe, setzten Oberflächenspannung herab
Shogaole	Chemische Verbindung, scharfer Bestandteil des Ingwers
Sitosterin	Gehört zu den Pyhtosterolen
Tannine	Pflanzliche Gerbstoffe
Taraxacin	Bitterstoff aus dem Milchsaft des Löwenzahns
Thymol	Ätherisches Öl, chemische Verbindung
Topisch	Örtliche, äußerliche Anwendung
Triterpene	Naturstoffe aus Kohlenstoff bestehend
Viskose	Chemisch hergestellte Fasern aus Pflanzenteilen